AF140665

Stephan Seidel

Von Menschenrätseln

Bibliografische Information der Deutschen Nationalbibliothek

Die Deutsche Nationalbibliothek verzeichnet diese Publikation in der Deutschen Nationalbibliografie; detaillierte bibliografische Daten sind im Internet über dnb.d-nb.de abrufbar.

© 2015 Dr. Stephan Seidel

Umschlaggestaltung: Dr. Stephan Seidel mithilfe von BodEasyCover

Herstellung und Verlag: BoD – Books on Demand, Norderstedt

ISBN: 9783734739897

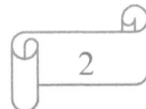

Inhaltsverzeichnis

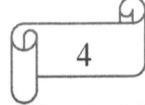

Einleitung (Für eitle Leser)

Ich widme dieses Buch:

- ➢ Maro (dessen Urteil mir bei der Wahl des Buchtitels unendlich wichtig war und dessen Freundschaft ich sehr zu schätzen weiß)

- ➢ Silkchen, Daniela, Schnuffi

- ➢ Dr. Marietta F., Dr. Willi A., Olga T.

- ➢ Michaela S. (die einzig wahre Fachleiterin Deutsch), Guenther, Tom („Ja, ich weiß!"), Gorg, Dagmar

- ➢ DR Enusha, Aysegül, Jule R., Lejla und allen Schülern, die mir auf meinem Lebensweg begegnet sind und die ich nicht vergessen habe

- ➢ Hannah (vorne *und* hinten mit H)

- ➢ R. A. Salvodelli, Jutta K.-W.

- ➢ Peter & Mona R.

- ➢ RS, AS, PB, HW

- ➢ Gretchen

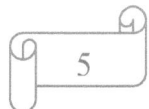

Einleitung (Für schnelle Leser)

Es gibt Tage, an denen ist einem zumute, als stünde man in einer saftig-grünen Blumenwiese: so voller Tatendrang, Sprungkraft, Lebensfreude ist man, dass die Welt umarmt werden möchte; dann gibt es Zeiten, so klar ist es einem da, als stünde man auf einer Bergkuppe und schaut hinab über sein Leben, das ausgebreitet vor einem liegt wie das Tal unterhalb, so voller Ruhe, Geschlossenheit und Mut ist man da, dass einen nichts zu erschüttern vermag; aber es gibt auch Zeiten, in denen stürmt es, als befände man sich auf einem Schiff, das von den Wellen hin und her geworfen wird, so hilflos, so voller Angst und Ohnmacht fühlt man sich da, dass es einen aufzulösen droht –, von jenen Zeiten, in denen schwärzeste Nacht herrscht, sei ganz abgesehen, denn Worte können nicht beschreiben, wie unsäglich allein, wie fürchterlich verloren man sich dann vorkommt, als wäre man der einzige Mensch auf dieser Welt, in diesem Universum, so leer und öd ist da alles, so ganz ohne Licht!

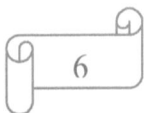

Und doch leben all diese Gefühle im Menschen. Warum ist das so? Warum sind die Menschen ungerecht, gemein, aber auch mitleidig und gütig und wahr?

> Die Welt ist voller Rätsel
> Es löset diese Rätsel
> Allein der Mensch in seinem ganzen Leben
> Drum schaue des Menschen Wesen
> Du blickst in die Antwort der Welt.
> *(R. S.)*

Herbst 2015   *Dr. Stephan Seidel*

Einleitung (Für interessierte Leser)

Der Träger des menschlichen Bewusstseins ist das Ich. Das Ich erkennt sich als solches nicht in der Außenwelt, niemand kann „ich" zu einem Gegenstand sagen, nur der Mensch selbst bezeichnet sich mit diesem Wort (auch kann niemand einen anderen als sich selbst als „Ich" benennen –, das „Ich" dringt nur in Bezug auf die eigene Person aus dem eigenen Munde und meint also stets sich selbst). Die Außenwelt ist Nicht-Ich für das Ich. Wer dies erkennt, wird sogleich von einem merkwürdigen Gefühl ergriffen, und zwar einem totalen Verlassenheits- und Einsamkeitsgefühl. Wenn man sich nicht darüber hinwegtäuscht, dann trifft es einen mit voller Wucht und ein Schmerz entsteht, der kaum auszuhalten ist. Wer jenes nicht selbst erlebt hat, kann es sich nicht vorstellen. Aber man braucht nur seiner Beobachtung etwas Schärfe zu geben, dann nimmt man die größte Furcht wahr und wendet sich sofort (mehr oder weniger unbewusst) ab.

Doch was will man nicht sehen? Was würde man se-hen? Was ist es, das in der Dunkelheit haust? Es ist das Bild seiner selbst, das mit aller Konsequenz ganz ohne Mitleid zeigt: So war ich, so könnte ich sein –, und: so bin ich!

Das ist das Schreckerlebnis der Selbsterkenntnis, vor dem der moderne Mensch flieht.

Und zugleich liegt darin der unendlich kostbarste Schatz, denn man entdeckt dadurch, wenn man sich in den Schmerz nicht völlig hineinfallen lässt, den wah-ren Wert der Welt: Vom Gefängnis, von der Öde wird sie zum Altar und das Leben selbst zum Gottesdienst. In der Welt nur findet sich der Mensch selbst!

Und trotz des Schmerzes, trotz des Leids, trotz der Ungerechtigkeit muss er sich sagen: Ich will mich in dieser Welt!

Schön gesagt. Doch sogleich erfolgt die Attacke: Was weißt du schon, wer bist du bloß? Und diese Frage ist wichtig, denn sie erzeugt ein peinlich-peinigendes

Gefühl: Der Mensch ist voll von Hass, Neid, Eifersucht, Gier usw., dies alles hat er in Überfülle! Aber Liebe, Freude, Mitleid, Erstaunen, Güte –, diese sind nicht einfach hervorzubringen, das kostet Anstrengung, die hat man nicht wie von selbst zur Verfügung. Um ein guter Mensch zu sein, bedarf es einer Entscheidung und man muss es jeden Tag aufs Neue versuchen. Was Zerstörung bringt, ist mit Leichtigkeit vorhanden; das Gute muss erstrebt und errungen werden. Die Frage lautet somit nicht: Warum ist es in der Welt schlecht? Warum sind manche Menschen böse? Wieso lässt ein Gott dies alles zu? Was soll ich tun? Sondern zweifelsohne gibt es nur *eine* wichtige Frage, die jeder Mensch in einem stillen Augenblick der Besinnung für sich selbst beantworten muss: Will ich gut oder schlecht sein? Diese Wahl habe ich.

Jeden Tag.
Jeden Augenblick.

Jetzt.

Die Wanderer

Ich weiß nicht, wie lange wir schon wanderten, als wir uns endlich trafen. Jene Zusammenkunft, ein Wink des Schicksals, aber nicht schicksalsergeben, sondern Gelegenheit ergreifend, ja wollend, so beschlossen wir, den Weg gemeinsam fortzuführen. Jeder von uns hatte schon viel überstanden, so manches Hindernis erklommen und hinter sich gelassen. Jetzt, wo wir gemeinsam gingen, lag das schon alles weit zurück. Es war nicht vergessen, aber doch überschattet vom Glück und von der Zuversicht der Zukunft. Pläne hatten wir, große Pläne, weite Pläne, bescheidene Pläne – die Zukunft: wir liefen ihr in frohen Schritten und mit offenen Herzen entgegen!

Eines Tages erstreckte sich vor uns eine Wüste. Sie war plötzlich da, wenngleich nicht unerwartet, denn wer die zurückgelegten Wege verfolgt, der sieht, wie sie sich kunstvoll verwoben in dieses eine Etappenziel ergießen, ein Muster wird sichtbar, und es könnte zu einem großen Bilde ausgeweitet werden, viele Wege

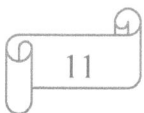

da und dort, doch jetzt ging es nur um uns, und deshalb diese Wüste und die Frage: Gehen wir weiter? Gemeinsam?

Es kann nach alledem nur eine Antwort geben und die Frage verschwindet, ehe sie recht aufgetaucht ist: Jawohl!, ruft ein jeder, gehen wir voran! Und wir schreiten voran, nichts kann uns schrecken!

Und wie wir diesen Weg nun gingen, waren wir nicht sorglos oder übermütig, im Gegenteil, ein jeder von uns half und achtete auf den anderen, wenn es nötig war, und so brachten wir gute Stücke des Weges hinter uns. Immer noch aber lag die Wüste vor uns. Konnten wir ahnen, dass sie so lang war?

Es ging weiter. Doch nach einiger Zeit, nach etlichen Gefahren, nach etlichen Hindernissen bemerkte ich, dass ich fahrlässig wurde. Der Weg ging weiter, ich lief, was sollte passieren? Dass bis jetzt nichts passiert war –, hatte das etwas zu bedeuten?

Im Nachhinein ist es oftmals müßig, schematisch zu fragen, ob ein Stein des Weges lag oder nur die Beine

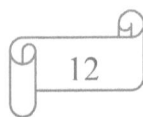

oder die Augen müde waren? Tatsache ist, dass ich in ein Loch gefallen war, welches sich auf dem Weg befunden hatte. Listig getarnt war es, ich kann mir keinen Vorwurf machen, natürlich hatte ich aufgepasst, doch glaubte ich, von diesem Weg nicht abirren zu können, während ich in Wirklichkeit damit schon den Fuß falsch gesetzt hatte. Nun war ich in diesem Loch. Mein Begleiter war zu weit vorne, er konnte nicht zurück und mich herausziehen, immerhin war er auch erschöpft. Dennoch half er mir, denn er warf mir einen Strick zu und hielt mich. Außerdem, dies darf auch nicht übergangen werden, blieb er stehen! Er hätte sich auch nicht umdrehen brauchen, er hätte sagen können: Ich bin genauso erschöpft wie du, ich kann dir nicht helfen! Ich kann es nicht. Doch das tat er nicht. Und weil er es nicht tat, gab er mir die Kraft, meine Lage zu analysieren in allen Formen gemäß meiner Möglichkeiten, so dass ich daran arbeiten konnte, mich aus diesem Loch zu ziehen. Es dauerte lange, aber ich wusste, ich würde es schaffen.

Dann endlich, einige Zeit war verstrichen, ging es weiter, er legte ein forsches Tempo vor, denn erholt hatte er sich selbstverständlich, während ich langsam weiter schritt und sorgsam auf den Weg achtete. Er war nun schon ein gutes Stück voraus, und ich durfte ehrlich sagen, dass ich es ihm gönnte, froh war, mit ihm gewandert zu sein, jetzt war er ganz weit vorne. In der Nacht kam dann folgender Traum: Er träumte, *ich* ginge weit vor ihm, ganz, ganz weit vor ihm, so weit, dass er mich kaum noch sah. Er wollte nun auch so weit vorne gehen wie ich, und so schwang er sich auf in die Lüfte, breitete die Arme aus und flog. Er flog hoch, und er flog schnell, so schnell, dass ich es gar nicht bemerkte, es passierte alles ganz plötzlich. Er überrundete mich, schoss an mir vorbei, und während er sich noch umblickte –, an dieser Stelle, so sagte er mir später, hätte er in eine Schlucht geblickt und eine abgestürzte Gestalt gesehen.

Wer war es?, fragte ich, und er sagte mir, er wüsste es nicht. Aber da wusste ich es!

Ein interessanter Traum, nicht wahr?, fragte er. Und mir war sofort klar: Das war ja gar kein Traum! In diesem Moment wachte ich auf: Weit, weit schon waren wir gewandert. Vor uns lag eine wunderbare Oase, ein Quell des Lebens in der Wüste: unsere Rettung! Komm!, wollte ich rufen und sah mich um, wo er war, und dann sah ich, dass er weit zurücklag und auch in ein Loch gefallen war. Ich wartete auf ihn, so wie er es bei mir getan hatte.

Komm!, rief ich ihm zu, du schaffst es, wir schaffen es!

Du Narr!, antwortete er müde. Aus diesem Loch gibt es kein Entrinnen!

Das ist nicht wahr!, sagte ich, du hast doch selbst gesehen, wie ich es auch geschafft habe. Erinnerst du dich nicht? Erinnere dich!

Hilfst du mir?, fragte er mich, gehen wir zusammen?

Wir sind immer zusammen gegangen!, erwiderte ich, ich lasse dich nicht alleine!

Du lässt mich nicht alleine?

Nein!, sagte ich.

Warum?, fragte er mich da. Sein Blick war seltsam, seine Stimme anders.

Warum?, erwiderte ich. Wir haben zusammmen diesen Weg angetreten, und einer hilft dem anderen!

Warum?, rief er verzweifelt.

Nachdenklich blickte ich zu ihm hin und in diesem Moment glaubte ich, meinen Augen nicht zu trauen, denn die Entfernung zwischen ihm und mir war grö-ßer geworden, dabei war ich gar nicht weitergelaufen! Ich hatte doch gewartet! Jetzt sah ich, dass es das Loch war, welches ihn fortzog! Das kannte ich!

Kämpfe dagegen an, ziehe dich aus dem Loch!, schrie ich. Es geht, gib dich nicht auf, du musst es nur versuchen!

Warum?, rief er (du weißt nicht, wie es ist!).

Aber ich wusste es doch ganz genau! Deshalb war ich ja so besorgt, so verzweifelt.

Wo bist du?, rief er. Geh nicht fort!

Ich bin hier!, antwortete ich. Ich bin hier und hier bleibe ich! Kämpfe dagegen an!

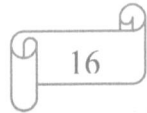

Nein!, schrie er da, du bist es nicht, du lässt mich im Stich!

Ich lasse dich nicht im Stich!, brüllte ich ruhig. Wie könnte ich auch? Das Leben ist kostbar, ganz egal, was auch passiert, es muss darum gekämpft, es muss mit allen Mitteln verteidigt werden. *Durchhalten, niemals aufgeben, heißt die Losung! Wenn ich falle, stehe ich wieder auf, und sei der Gegner noch so mächtig! Meistere deinen Willen! Vergiss alles über Gewinnen und Verlieren. Vergiss Stolz und Schmerz. Sei nicht besorgt darüber, wie du sicher davonkommen kannst. Kämpfe, als ob es dein wichtigster Kampf wäre, denn genau das ist er jetzt in diesem Augenblick!*

All dies und noch viel mehr hätte ich ihm zurufen wollen, doch reichte die Zeit nicht dazu aus, schon weil er wieder Warum? rief, eine Frage, die bei klarer Betrachtung völlig unnötig gewesen wäre, und doch stellte er sie.

Weil Du mein Bruder bist!, schrie ich ihm da ins Gesicht, verstehst du das denn nicht?

Aber er hörte mir schon gar nicht mehr zu …

Und so blieb ich zurück.

Märchen vom Hüter der Schwelle

Aufmerksam hörte der alte König den Ausführungen seiner Kundschafter zu, die von ihren Reisen durch die Länder zurückgekehrt waren, und schlug, nachdem alle ihre Berichte beendet hatten, mit der Faust auf die goldene Thronlehne.

„Potzblitz! Ihr alle erzählt mir von dem Tempel, der die Menschen wahrhaft glücklich machen soll, und könnt mir doch nicht sagen, wo er ist, und was es ist, das in ihm verborgen ist?"

„Nein", sagte der erste Kundschafter.

„Unmöglich", bestätigte der zweite.

„Nicht, dass wir nicht wollten", fügte der dritte hinzu, „wir haben alles versucht, um den Ort und die Beschaffenheit der Geschehnisse ausfindig zu machen, haben alle List und alle Schläue eingesetzt, aber es hat nichts geholfen!"

„Das gibt es nicht!", rief der König erzürnt, stand auf, lief mit verschränkten Armen eine Strecke des Thronsaals auf und ab, dazwischen immer wieder laut polternd: „Das glaube ich einfach nicht!" oder „Es will mir nicht in den Kopf!"

Vom Lärm angezogen eilten seine Frau und die Söhne herbei und auch die Tochter, welche das Gezeter im Garten gehört hatte, um nachzuschauen, worüber der Vater sich derart ärgerte.

Als der König sie mit fragenden Gesichtern um sich stehen sah, hob er beide Arme, stieß einen mürrischen Laut aus, nahm wieder auf seinem Thron Platz und stützte den Kopf auf beide Hände.

„Sagt, Vater, worüber regt ihr euch so auf?", fragte die Tochter mit ihrer lieblichen Stimme, die den Vater sogleich besänftigte.

„Ach", seufzte er und zog sie zu sich heran, setzte sie auf seinen Schoß, strich sich mit der freien Hand über den Bart und sagte mit seiner tiefen Stimme: „Vor dir verblassen alle Sorgen. Aber dennoch, ich bin der König und trage die Verantwortung für das Land und alle diejenigen, die darin wohnen. Und so habe ich meine Botschafter in alle Himmelsrichtungen ausgesendet, damit sie sich umhören und umsehen, ob es woanders glücklichere und zufriedenere Menschen gibt als hier. Sie sollten dann dieses Glück auskundschaften und wenn möglich, viel davon mitbringen. Denn niemand soll hier unglücklich sein, niemand soll es schlecht haben!"

„Mein Gemahl", ergriff seine Frau die klobige Hand des Herrschers, „aber in unserem Lande sind doch alle Menschen glücklich! Was brauchen wir das Glück von anderen?"

„Seht ihr", schüttelte der König sein Haupt würdevoll und wandte sich zu seinen beiden Söhnen, „lasst euch das eine Lehre sein: Frauen und Regieren –, das passt nicht zusammen! Eure Mutter versteht nicht den Ernst der Lage! Mag sein, dass wir glücklich sind, aber wenn die Kundschafter berichten, dass anderswo die Menschen noch glücklicher sind, so macht allein das uns unglücklicher als vorher. Wir wollen auch etwas von ihrem Glück! Und jetzt, wo wir wissen, dass dieses Glück in einem Tempel liegen soll, also fast greifbar nahe ist, da, ja da", er blickte wütend zu den Botschaftern, „da erzählen mir diese Taugenichtse, sie hätten keine genaue Ortsangabe! Ein Tempel, ein Tempel! Was besagt das denn? Was nützt uns das? Und dabei brauchen wir das Glück doch so dringend! Stellt euch vor, die Leute erfahren davon, so etwas spricht sich ja schnell herum! Dann verlangen sie das Glück, und ich kann es ihnen nicht geben, und sie werden unzufrieden, und womöglich kommen sie auf schlimme Gedanken, oh, ich vermag gar nicht daran zu denken!"

Düstere Bilder sah er vor seinem geistigen Auge, eine Palastrevolution, nein, das durfte nicht geschehen! Entschlossen packte er einen der Botschafter und schüttelte ihn kräftig.

„Es muss einen Hinweis geben, wie dieser Tempel zu finden ist! Legt euch auf die Lauer, beobachtet die Leute! Ich bin mir sicher, ihr habt es nur nicht ernsthaft versucht!"

„Gnade, Herr König", winselte der Kundschafter und faltete beide Hände, „wir haben wirklich alles versucht, auch beobachtet haben wir! Wir fanden auch Menschen, die dort gewesen sein wollen, und wir fragten sie nach dem Weg, aber sie gaben nichts Genaues zur Antwort! Sie sagten nur: Den Weg dorthin kann man nicht beschreiben; man müsse beherzt einen Fuß vor den anderen setzen mit dem Wunsch im Herzen, den Tempel zu finden und so seines Weges gehen, und irgendwann stünde man vor ihm. Bei dem einen dauert es länger, bei dem anderen ist es kürzer. Alle Wege führen dorthin!"

„So ein Unsinn!", ärgerte sich der König und schleuderte den Botschafter von sich weg. „Solch einen Unfug wagt ihr mir zu sagen? Dafür schicke ich euch los, dafür bezahle ich euch? Das ist doch sicher nur eine Lügengeschichte, weil ihr in Wirklichkeit gar nichts ausgekundschaftet habt! Stattdessen wart ihr in den Wirtshäusern und habt es euch dreimal gutgehen lassen, was? Wein und", sein Blick fiel auf seine Tochter, die zu seinen Füßen saß und alles mit angehört hatte und ihn nun mit großen Augen ansah.

„Ihr wisst schon, was ich meine!", rief er donnernd.

„Mitnichten!", versicherte der erste Botschafter.

„Ihr – verzeiht mir –, ihr irrt euch!", versetzte der zweite mit zitternder Stimme.

„So war es nicht", schwörte der dritte, und alle drei brachten es so glaubhaft hervor, dass kein Zweifel daran bestand, dass sie die Wahrheit gesprochen hatten.

„Wie sollen wir dann also diesen Tempel finden?", wetterte der König, und in diesem Moment trat der älteste Sohn hervor, der bisher alles schweigend mitverfolgt hatte. Er war von großer Gestalt, hatte breite Schultern, mächtige Arme und hieß Hartmut. Seine Hand umfasste das mächtige Schwert, welches er immer an seinem Gürtel trug, und seine dunkle Stimme tönte: „Lasst mich den Tempel suchen, Vater! Mich zieht es sowieso hinaus in die Welt, und das scheint mir eine günstige Gelegenheit meine Reise anzutreten!"

Bestürzt führte die Königin die Hand zum Mund, brachte aber kein Wort heraus, während der König sich bedächtig von seinem Herrschersessel erhob.

„Auf diesen Moment habe ich lange gewartet, Sohn! Du hast Recht. Jetzt scheint der Zeitpunkt gekommen, an dem du gehen und die Welt kennenlernen musst. Wenn du wieder da bist, so bist du wahrlich zum Manne gereift und fähig, deinen dich hier erwartenden Pflichten gerecht zu werden. So denn, mein Sohn, gehe und finde den Tempel nicht nur für dich oder mich, sondern für unser Land!"

Mit diesen Worten zog er ihn kurz zu sich heran, dann überließ er ihn der Mutter, die ihn länger umarmte, herzte und unzählige Male küsste, sein Gesicht in die Hände nahm, die Wangen streichelte und ihn gar nicht mehr loslassen wollte. Von seiner Schwester verabschiedete sich Hartmut, indem er ihr einen Kuss auf die Stirn gab und ihr über die Haare strich, sein Bruder begleitete ihn in den Stall, wo er sein Pferd aufsattelte und die Taschen mit Proviant anhing.

„Grüß mir die Welt, bester Bruder", rief er und winkte ihm nach, bis er als kleiner Punkt in der Ferne verschwunden war.

*

Hartmut ritt eine ganze Weile lang, bis er an einem Bache hielt und ließ sein Pferd ausruhen, während er sich mit Brot und Käse auf einen umgestürzten Baumstamm setzte. Als sein Pferd wieder bei Kräften war, hatte er seine Mahlzeit beendet. Er wollte nicht länger Zeit verlieren, und so ritt er weiter, eine Straße entlang, ritt immer weiter, bis er fast die Grenzen des Königreiches erreicht hatte.

Nicht unweit von ihm wurde er plötzlich eines Wagens gewahr, vor dem ein Ochse gespannt war, der sich kein Stück rührte und stocksteif auf der Stelle verharrte. Ein altes Mütterchen saß auf der Pritsche und fuchtelte mit einer Rute in der Luft herum, die ab und an auf den Rücken des Ochsen niedersauste, was diesen aber nicht weiter kümmerte. Hartmut ritt zu dem Wagen heran, und die Alte hielt inne.

„Sturer Kerl", krächzte sie, „der bewegt sich seit zwei Stunden kein Fingerbreit! Dabei will ich noch vor Anbruch der Dunkelheit zuhause sein!"

„Ich habe es eilig, drum mache ich es kurz! Halte dich fest, Mütterchen!", rief Hartmut, ritt seitlich an den Wagen heran, holte im Ritt weit mit der Hand aus und versetzte dem Ochsen einen derart heftigen Schlag auf sein Hinterteil, dass dieser gar nicht wusste, wie ihm geschah! Er gab ein ärgerliches Gebrüll ob des unerwarteten Schmerzes von sich und tat einen Sprung nach vorne, dass die Alte, von der Wucht erfasst, einen Satz nach hinten machte. Da sie nur Heu geladen hatte, fiel sie weich, aber trotzdem hatte sie sich erschrocken und schimpfte Hartmut hinterher, der aber schon längst einige Meter vor ihr war und sich immer schneller entfernte.

„Hauptsache, er fährt, Mütterchen! Hauptsache, er fährt!", lachte er, und in der Tat, der Wagen fuhr.

Am späten Nachmittag, die Sonne hatte den Zenit schon längst überschritten, erreichte er einen großen

Wald, den er nicht kannte, und der sich dunkel und undurchdringlich vor ihm auftürmte. Unbeirrt setzte er seinen Weg fort und gelangte nach einiger Zeit an eine Lichtung, wo er sein Nachtlager aufzuschlagen gedachte. Er band sein Pferd an einen Baum und suchte Holz für ein Feuer, als er eine feine Stimme hörte. Zuerst glaubte er, sich zu irren, doch dann vernahm er es ganz deutlich.

„Hilfe! Hilfe! Hier bin ich!", piepte es leise.

„Wer ist da?", fragte er laut, sah sich um, konnte aber niemanden ausmachen.

„Hier!", ertönte das Stimmchen erneut, „rechts von dir! Im Baum! Siehst du mich denn nicht?"

Hartmut schaute nach rechts, konnte jedoch nichts entdecken.

„Na, so sieh doch genauer hin", bat das dünne Stimmchen, „ich bin hier im Spinnennetz!"

Jetzt erkannte Hartmut eine kleine Gestalt, die tatsächlich in einem Spinnennetz gefangen war.

„Wer bist du denn?", fragte er erstaunt.

„Eine Elfe", erwiderte das zarte Wesen.

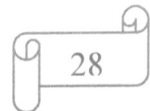

„Na sowas", lachte er laut, „und ich dachte, euch gibt es nur im Märchen!"

„Von wegen", empörte sich die Elfe. „Sowas sagen wir Elfen über euch Menschen doch auch nicht!"

„Na, immerhin habe ich noch nie eine Elfe vorher gesehen", sagte er und kratzte sich nachdenklich am Kopf. „Was machst du da?"

„Ich bin aus Versehen in ein Spinnennetz geflogen", klagte die kleine Elfe, „und nun komme ich nicht wieder heraus." Zur Deutlichkeit bewegte sie ihre Flügel, doch sie kam nicht von den klebrigen Fäden los. „Bitte, befreie mich, sonst frisst mich die böse Spinne!"

Und als hätte sie auf dieses Stichwort gewartet, näherte sich eine dicke, schwarze Spinne dem Netz und verharrte einen Moment, als sie Hartmut erblickte. Dieser erkannte den Ernst der Lage sofort, ergriff sein Schwert und schlug sie der Mitte nach durch. Danach trennte er mit zwei Hieben die übrigen Fäden vom Baum ab, sodass das Netz in sich zusammenfiel, und die Elfe unsanft auf dem Boden landete.

„Autsch!", machte sie und rieb sich ihren Rücken. „Hoffentlich sind die Flügel nicht beschädigt!" Umständlich wickelte sie sich aus den Fäden, während sich Hartmut abgewendet hatte, ein Feuer anzündete und sich daneben auf die ausgebreitete Decke legte. Nach einiger Zeit hörte er erneut das Stimmchen, schlug die Augen auf und erblickte neben sich die kleine Elfe.

„Es geht wieder", freute sie sich, bewegte ihre Flügel und hob etwas vom Boden ab. „Und meinen Zauberstab habe ich auch wieder!"

„Schön", brummte Hartmut. „Lass mich jetzt schlafen, ich muss morgen weiter."

„Aber ich will dir doch noch danken für deine Befreiung!"

„Schon gut", gähnte er.

„Nein", erwiderte die Elfe, „zum Dank sollst du morgen dein Ziel erreichen!" Sie bewegte ihren Zauberstab, doch Hartmut hatte sich bereits umgedreht und war eingeschlafen.

Am nächsten Morgen wachte er auf, dachte nicht über das gestrige Geschehen weiter nach, sondern sprang auf sein Pferd und hatte gegen Mittag den Wald durchquert. Vor ihm tat sich nun eine Schlucht auf, die er nach einer kurzen Pause für sich und das Pferd auch durcheilte, bis er ihr Ende erreicht hatte und sich vor ihm eine Höhle auftat. Er stieg ab und gerade, als er sie betreten wollte, bemerkte er einen Zwerg neben dem Eingang, der aufs Gröbste am Fluchen und Schimpfen war.

„Was hast du?", fragte er ihn, und der Zwerg erschrak einen Moment. Dann zeigte er auf seinen Fuß, der in einer Spalte im Boden steckte: „Unachtsamkeit! Reine Unachtsamkeit! Ich ging hier meines Weges, passte nicht auf, und schon war es passiert!"

„Geh zurück", sagte Hartmut und zog sein großes Schwert blank.

Der Zwerg erbleichte. „Was hast du vor? Willst du mir mein Bein abhaken, du Grobian?"

Hartmut hob sein Schwert, stieß es tief in den Boden hinein, zog es etwas nach hinten, so dass der Spalt breiter wurde und schließlich den Fuß freigab. Doch anstatt sich zu bedanken, sprang der Zwerg wie wild umher und hielt sich mit schmerzverzerrtem Gesicht seinen Fuß.

„Ich wusste es! Grobian! Ein Grobian bist du! Sieh her, du hast mir mit deinem Schwert in den großen Zeh gepiekt!"

„Halb so schlimm!", gab Hartmut barsch von sich.

„Immer noch besser, als auf ewig in der Spalte steckenzubleiben!"

Weiter schimpfend verzog sich der Zwerg, während Hartmut die Höhle betrat und den Gang entlangschritt, bis er eine große Halle erreichte. Am gegenüberliegenden Ende erblickte er zwei schwere Portalflügel, die aus purem Gold waren. Vor diesen stand ein Wächter mit verschränkten Armen.

„Bin ich hier im Tempel?", fragte Hartmut. „Ist das, was ich suche, hinter der Türe?"

„Ja und Nein", erwiderte der Wächter.

„Also bin ich hier richtig", nickte Hartmut zufrieden.

„Bedenke", mahnte ihn der Wächter mit grollender Stimme, „dein größtes Glück kann zugleich dein größtes Verderben werden, wenn du vorschnell und nicht rechtschaffen dessen Besitz begehrst!"

„Wortspielereien", sagte Hartmut und trat vor den Wächter. „Gib mir den Weg frei!"

„Bist du bereit? Ich bin der Hüter und verwehre einem jeden den Zugang, der nicht würdig genug ist und sich selbst noch nicht genügend veredelt hat!"

„Du wagst es, mir den Weg zu versperren?"

„Ich bin der *Hüter*, ganz deutlich sage ich es dir noch einmal, und nochmals stelle ich dir die Frage: Bist du frei genug, den Übertritt zu bestehen?"

„Ich wage es!", rief Hartmut, doch der Wächter bewegte sich nicht. „Ich fordere den Eintritt und will auch ganz deutlich zu dir sprechen: Gibst du mir den Weg nicht frei, verschaff ich mir Zugang mit Gewalt!"

„Das sollte dir schlecht bekommen! *Ich werde, wenn du meine Schwelle überschritten hast, keinen Augenblick mehr als dir sichtbare Gestalt von deiner Seite weichen. Und wenn du fortan Unrichtiges tust oder denkst, so wirst du sogleich deine Schuld als eine hässliche, dämonische Verzerrung an dieser meiner Gestalt wahrnehmen. Erst wenn du all dein vergangenes Unrichtiges gutgemacht und dich so geläutert hast, dass dir Übles ganz unmöglich ist, dann wird sich mein Wesen in leuchtende Schönheit verwandelt haben. Und dann werde ich mich zum Heile deiner ferneren Wirksamkeit mit dir ...",* warnte der Wächter, doch Hartmut hatte bereits sein Schwert gezückt, war einen Schritt zurückgetreten, holte aus, beide Hände am Griff, schwang das Schwert nach vorne, doch in dem Moment, wo er mit dessen Spitze die Türe berührte, war es, als fahre ein Blitzschlag durch seinen Körper und er sank bewusstlos zu Boden.

**

Eines Abends blickte der König sorgenvoll aus dem Fenster. Seine Gemahlin stand hinter ihm und schwieg ebenfalls.

„So viele Monate", seufzte er, „so viele Monate sind vergangen, und noch immer kein Lebenszeichen von ihm!"

„Ich fühle, dass ihm etwas passiert ist", weinte die Königin und schluchzte in ihr Taschentuch.

In diesem Moment betraten der zweite Sohn und seine Schwester den Thronsaal.

„Vater! Mutter", rief er mit seiner klaren Stimme, „ich habe euch etwas mitzuteilen: Mein Bruder ist jetzt schon so lange fort, und ich halte es keine Minute mehr aus tatenlos hier zu sitzen. Ich will mich auf den Weg machen ihn zu suchen."

„Der Tempel", weinte die Mutter, „diese elende Tempel! Ach, wäre er doch bloß ...!"

„Schweig!", sagte der König streng und blickte seinem Sohn stolz ins Auge. „Mein Sohn, so spricht ein wahrer Mann! Nichts anderes habe ich von dir erwartet! Auch mich belastet das Fortbleiben Hartmuts sehr. Mach dich auf den Weg, finde ihn und sucht dann gemeinsam nach dem Tempel!"

Kurz war auch bei ihm der Abschied vom Vater, die Mutter wollte ihn gar nicht gehen lassen, wusste aber, dass dies die einzige Möglichkeit war, wenn sie ihren anderen Sohn jemals wiedersehen wollte, und so ließ sie ihn schweren Herzens ziehen. Der Abschied von der Schwester war der gleiche wie der seines Bruders: Peter, so hieß er, küsste sie auf die Stirne, strich ihr übers Haar, dann eilte er in den Stall und flog in lautem Galopp schnell wie ein Pfeil davon.

***

Als er eine Weile in rasantem Tempo über das Land gejagt war, legte er eine Pause ein, um dem Pferd Erholung zu gönnen. Er selbst aß auch eine Kleinigkeit, dann schwang er sich wieder in den Sattel und eilte weiter. Während er so ritt, kam ihm jedoch der Gedanke, dass Eile vielleicht hinderlich war. Vielleicht, so wägte er ab, war es die Eile gewesen, die seinen Bruder wenn nicht leichtsinnig, so doch fahrlässig hatte werden lassen, sodass ihm ein Unglück geschehen war, dass ihn bei vorsichtigem Verhalten nicht ereilt hätte. Ich lasse alles also nicht hektisch angehen, zog er für sich den Schluss, und reise nicht zu schnell, dafür aber immer aufmerksam und auf alles gefasst.

In diesem Moment bemerkte er einen Wagen mit einem Ochsen davor gespannt, der sich kein Stückchen bewegte. Auf der Pritsche saß ein altes Mütterlein, die den Ochsen mit einer Rute anzutreiben versuchte, was ihr aber nicht gelang.

„Heho, Mütterchen", rief er ihr fröhlich zu, „Probleme mit dem Sturkopf?"

„Ein Sturkopf, sehr wohl, das ist er! Bewegt sich nicht einen Huf vorwärts! Zuerst dachte ich ja, er tut's wieder, denn vor einiger Zeit hatte ihm ein Kerl einen ordentlichen Schlag versetzt, seitdem zog er wie zu alten Zeiten. Dann aber ließ er wieder nach, und jetzt, ihr seht es ja selbst, er rührt sich nicht!"

Bei den Worten der Alten war Peter hellhörig geworden. „Was habt ihr da gesagt? Ein Kerl hat ihm eins verpasst? Wann war das?"

„Ach, schon länger her", gab die Alte von sich, „ich weiß nicht genau."

„War das so ein großer Bursche, und hatte er ein Schwert am Gürtel hängen?"

„Jaja, das war er", rief die Alte, dann verdunkelte sich ihr Gesicht, „der Kerl hatte solch eine Kraft, dass es mich nach hinten auf den Wagen schleuderte, als der Ochse einen Satz nach vorne machte. Mir tut jetzt noch manches Mal die Stelle am Rücken weh, wo ich aufkam!"

„Sag, Mütterchen, wo ist der Bursche hingeritten?", wollte Peter wissen.

„Das will ich dir sagen, wenn du dein Pferd vor den Karren spannst und mich nach Hause ziehst!", lachte die Alte krächzend.

Doch Peter hatte eine bessere Idee. Auf der Weide neben ihnen erblickte er eine Herde Kühe. Er stieg von seinem Pferd, öffnete das Gatter, führte eine zum Wagen, ließ sie vor dem Ochsen laufen, und just in diesem Moment setzte sich das Rindvieh ebenfalls in Bewegung!

Peter sattelte wieder auf und lachte: „Lass die Kuh vorauslaufen, und dein Ochse zieht dich bis ans Ende der Welt!"

„Schlaues Bürschchen!", krächzte die Alte. „Also gut, dann will ich dir sagen, in welche Richtung der Kerl geritten ist!"

Peter sprach ihr seinen Dank aus, folgte dem Hinweis und gelangte alsbald an den dunklen Wald, den er rasch durchqueren wollte, aber nur bis zur Lichtung gelangte, wo er beschloss, sein Nachtlager aufzuschlagen. Als er Holz für das Feuer sammelte, hörte er plötzlich ein feines Stimmchen: „Hilfe! Hilfe! Ich bin hier gefangen! Siehst du mich?"

„Sieh an, eine Elfe!"

„Ja", erwiderte sie, „bitte befreie mich! Die böse Spinne lauert hier irgendwo, und wenn du mich nicht schnell losmachst, wird sie mich auffressen!"

„Eile mit Weile", sinnierte Peter und betrachtete sie aufmerksam, „wenn du wirklich eine Elfe bist, so frage ich mich, warum du dich nicht selbst befreist? Immerhin könnt ihr Elfen doch zaubern oder nicht?"

„Ei, das ist schon wahr", piepste die kleine Elfe, „aber dafür brauchen wir unseren Zauberstab, und den habe ich verloren. Siehst du, da unten liegt er auf dem Boden. Gib ihn mir doch bitte!"

Peter hob ihn auf, dann zögerte er: „Was bekomme ich dafür? Nichts ist umsonst auf der Welt!"

„Du hast einen Wunsch frei, wenn du mir hilfst!", sagte die Elfe mit zitternder Stimme, denn in diesem Moment erblickte sie die schwarze Spinne. Auch Peter hatte sie gesehen.

„Drei Wünsche", forderte er. Die Spinne kam näher.

„Zwei!", rief die kleine Elfe verzweifelt, und Peter packte zu, zog sie aus dem Netz und trug sie zu einem am Boden liegenden Baumstamm, auf dem er sie absetzte.

„Also, zwei Wünsche habe ich frei", sagte er lachend.

„Ich weiß", erwiderte die kleine Elfe verärgert und griff ihren Zauberstab, den er ihr reichte. „Also, was wünschst du dir?"

„Ich wünsche, dass ich morgen, wenn ich losreite, den Tempel und meinen Bruder finde."

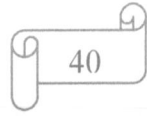

Die Elfe vollführte eine Bewegung mit ihrem Zauberstab, worauf ein Schweif blinkender Sternchen kurz in der Luft stand. „Dein Wunsch geht in Erfüllung!"

„Und dann wünsche ich mir, dass ich den einen Wunsch, den ich noch habe, dann erfüllt bekomme, wenn ich es will, denn mir fällt jetzt nichts Geeignetes dafür ein!"

Wütend sah ihn die Elfe an, wollte sich gerade beschweren, aber dann holte sie nur tief Luft und sagte: „Auch dieser Wunsch soll sich dir erfüllen. Wenn du deinen Wunsch einlösen willst, so sprich die Worte: Kleine Elfe, ich wünsche mir ...!"

„Bestens!", freute sich Peter, wendete sich ab und zündete das Feuer an. Danach legte er sich auf seine Decke und schlief ein.

Am nächsten Morgen ritt er weiter, erreichte die Schlucht, durchquerte sie und gelangte rasch zur Höhle. Als er abstieg, bemerkte er einen Zwerg, der mit einem Fuß im Boden steckte. Als er Peter erblickte, hob er abwehrend die Hände hoch.

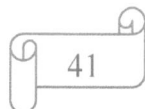

„Nein, nicht schon wieder ein Grobian! Bleib mir bloß vom Leibe! Ich komme hier schon selber raus!"

Peter spitzte die Ohren. „Wie? Noch einer?", fragte er den Zwerg. „Hast du schon einmal einen Menschen hier gesehen?"

„Einen Grobian, ja!", schimpfte der Zwerg, „Er sagte, er wolle mir heraushelfen, und was hat er gemacht? Den Zeh zerstochen!"

„Trug er ein Schwert bei sich?"

„Ich sagte ja: Den schönen großen Zeh hat er mir zerstochen", ereiferte sich der Zwerg. „Und als wäre das nicht schon Pech genug, stecke ich wieder in einer Spalte fest!"

„Wo ist der Kerl hingegangen?", wollte Peter wissen. Der Zwerg lachte gewitzt. „Wenn du mir hilfst, sage ich es dir vielleicht!"

„Nicht nötig", sagte Peter da spitzbübisch, „ich kann mir schon denken, wo er hin ist. In die Höhle dort hinein, wo sonst? Und wenn ich dir helfe, so will ich mehr von dir, als nur eine Auskunft!"

„Mehr?" Der Zwerg wurde bleich. „Mehr noch? Ich habe aber nichts!"

„Was ist denn in dem Sack auf deinem Rücken?", fragte Peter, doch da klammerte sich der Zwerg mit beiden Händen fest daran und wetterte: „Grobian und Gierhals! Finger weg! Der ist mir, ganz allein mir, das geht dich nichts an!"

Peter packte den Sack, öffnete ihn und kippte ihn aus. Goldklumpen und Edelsteine fielen heraus.

„Wenn das Nichts ist, so wirst du sicher nichts dagegen haben, wenn ich es nehme."

Der Zwerg raufte sich die Haare.

„Aber ich will nicht so sein", besänftigte ihn Peter, „ich beanspruche nur die Hälfte für meine Dienste!"

„Niemals!", schrie der Zwerg.

„Überlege es dir: Entweder, du gibst mir die Hälfte, oder du behältst alles und bleibst bis ans Ende aller Tage hier in der Spalte stecken. Auch eine Art, seinen Reichtum zu genießen!"

Schließlich gab der Zwerg auf, nahm das Angebot an, und Peter befreite ihn mit geschickten Händen. Seinen

Anteil am Schatz hatte er allerdings schon vorher eingesteckt in weiser Voraussicht, wie sich zeigte, denn kaum war der Zwerg frei, raffte er sein Hab und Gut zusammen und spie Gift und Galle.

Peter kümmerte sich nicht weiter um ihn, drehte sich auf dem Absatz um und ging in die Höhle hinein.

Als er die große Halle erreicht hatte, erblickte er den Wächter und sah seinen Bruder auf dem Boden vor dem Tor liegen.

„Mein Bruder!", rief er und stürmte zu ihm, doch alles Rütteln und Tätscheln half nichts, Hartmut rührte und regte sich nicht.

„Was ist mit ihm geschehen?", fragte Peter den Wächter.

Dieser sah ihn stumm an. Dann sagte er: „Er versuchte, sich mit Gewalt Einlass zu verschaffen!"

„Hinter den Türen liegt das Glück?", erkundigte sich Peter. „Dann lass mich passieren!"

Der Wächter rührte sich nicht. Mit verschränkten Armen und hartem Blick stand er da. Peter wagte nicht, an ihm vorbeizugehen, geschweige denn, sich ihm zu nähern. Auf einmal kam ihm die rettende Idee!

„Kleine Elfe, ich wünsche mir", rief er, „ich wünsche mir, dass der Wächter mich nicht daran hindert, durch das Tor zu schreiten!"

Kaum hatte er die Worte ausgesprochen, so lief er auch schon auf die großen Flügel zu und wirklich, der Wächter hinderte ihn nicht, stocksteif stand er da, aber an seinen Augen ließ sich bemerken, dass er alles wohl mitverfolgte: *„Meine Schwelle ist gezimmert aus einem jeglichen Furchtgefühl, das noch in dir ist, und aus einer jeglichen Scheu vor der Kraft, die volle Verantwortung für all dein Tun und Denken selbst zu übernehmen. Solange du noch irgendeine Furcht vor der selbsteigenen Lenkung deines Geschickes hast, so lange ist in diese Schwelle nicht alles hineingebaut, was sie erhalten muss. Und solange ihr ein einziger Baustein noch fehlt, so lange müsstest du wie gebannt an dieser Schwelle stehenbleiben oder stolpern. Versuche nicht früher diese Schwelle zu überschreiten,* *bis du ganz frei von Furcht und bereit zu höchster Verantwortlichkeit dich fühlst.*"

In diesem Moment hatte Peter das Tor erreicht und legte seine Hand auf die Klinke, wollte sie herabdrücken und das Portal öffnen, da geschah es: Wie ein Blitz fuhr es in ihn hinein, und er lag augenblicklich bewusstlos am Boden!

****

„Ich beginne zu glauben", sagte der alte König, „dass es ein schrecklicher Fehler von mir war die beiden loszuschicken!"

Die Königin neben ihm seufzte. Seit Monaten hatten sie nichts mehr von ihren Söhnen gehört.

„Ich Narr", zürnte der König, „ich elender Narr! Mein Stolz und meine Eitelkeit haben mich geblendet! Ich schickte sie ja nicht nur wegen der Pflicht los, ich wollte mich im Glanze des Erfolges auch sonnen und hatte mich so gefühlt, als hätte ich selbst das Glück gefunden. Und jetzt erhalte ich die Strafe dafür. Ach,

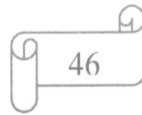

hätte ich sie doch niemals losgeschickt, hätte ich doch niemals so gierig gehandelt!"

Seine Gemahlin, welche die ganze Zeit neben ihm gestanden hatte, sagte nichts. Die jüngste Tochter jedoch, die während der zuletzt gesprochenen Worte den Saal betreten hatte, ergriff die Hand ihres Vaters und hielt sie an ihre Wange. Eine Träne benetzte sie.

„Vater", sagte sie mit zittriger Stimme, „so hart darfst du nicht mit dir ins Gericht gehen! Du bist nicht allein schuld!"

Der Vater herzte seine Tochter; ihr langes Haar fiel über ihre Schultern und war so golden, dass es jedes Zimmer, in das sie trat, sogleich erhellte. Aber das war noch nicht alles! Ihr Gesicht strahlte solch eine Güte aus, dass dieser Glanz noch hundertmal übertroffen wurde. Felicitas, so ihr Name, besaß einen entschlossenen Willen, einen klaren Verstand und eine große Güte; so verwunderte es denjenigen, der sie kannte, auch nicht, als sie ihren Eltern den Vorschlag machte, die beiden verlorenen Brüder suchen zu gehen.

„Vater, Mutter, ich werde meine Brüder finden!"

Und die Eltern wussten, dass es so geschehen würde.

Es schmerzte sie der Weggang ihres letzten Kindes zwar sehr, aber tief in ihrem Inneren wussten sie, dass nur Felicitas es schaffen könnte. Alle Kundschafter, die seitdem zur Suche fortgeschickt wurden, waren erfolglos zurückgekehrt. Auf ihr lag nun die letzte Hoffnung, und so rangen sich die Eltern schweren Herzens durch, ihr Kind ziehen zu lassen.

Felicitas setzte sich auf ihren Schimmel, und als ob dieser wüsste, wohin er zu laufen hatte, setzte er sich in Bewegung, so schnell, dass sie alsbald aus den Augen der ihr nachwinkenden Eltern verschwunden war.

*****

Nachdem Felicitas eine Weile auf ihrem Pferd geritten war, erblickte sie einen Wagen am Straßenrand. Eine alte Frau saß vorne auf der Pritsche.

„Schönen guten Tag!", grüßte Felicitas, doch die Alte wetterte sofort: „Schön? Gut? Ha, nichts ist schön und gut! Und ich kann dir auch sagen warum: Andauernd

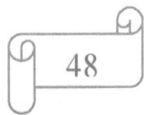

bleibt der dumme Ochse stehen! Er ist so stur, er geht dann keinen Meter! Aber das ist noch nicht das Schlimmste! Einmal kam ein Bursche, der mir helfen wollte, und er versetzte dem Vieh einen Schlag, dass es mich auf den Rücken warf –, noch heute tut er mich schmerzen! Danach kam ein zweiter, ein besonders schlauer, der holte eine Kuh von der Weide dort und ließ sie neben dem Wagen herlaufen. Auch das ging zuerst gut, doch dann kam der Bauer, dem die Kuh gehörte, und er dachte, ich wollte sie ihm stehlen. Ja, der hat mir vielleicht ordentlich eins mit dem Lederriemen verpasst, den er bei sich hatte! Jetzt kann ich mich kaum mehr bücken! Ihr seht also, ich habe nur Pech! Und wie anders könnte es heute sein: Der Ochse geht keinen Meter!"

Felicitas ritt ein Stück näher und begutachtete ihn: „Wenn ich der Ochse wäre, so würde ich auch nicht weitergehen. Seht ihr denn nicht, wie müde er ist? Er ist doch auch schon alt, und er kann nicht mehr so wie früher. Er macht einfach eine Pause. Habt Geduld!"

Sie stieg ab, lief zum Ochsen, kraulte ihm das Ohr, nahm es und flüsterte ihm etwas hinein. Kaum hatte sie zu Ende gesprochen, so setzte er sich in Bewegung.

„Meine Güte, Kindchen", rief die Alte, „jetzt rennt er und das ohne faulen Zauber! Was hast du getan?"

„Ich versprach ihm, dass ihr ihm zu Hause das Fell bürsten werdet!", lachte Felicitas. „Versprecht ihr mir, dass ihr es tut?"

„Ich verspreche es, ich verspreche es!", krächzte die Alte und war bald darauf verschwunden.

Felicitas schwang sich wieder auf ihr Pferd und ritt weiter. Sie gelangte an einen Wald, und da dieser nicht zu umgehen war, ritt sie hinein, merkte jedoch, wie groß er war und beschloss die Nacht auf der sich vor íhr ausbreitenden Lichtung zu verbringen. Sie hatte bereits ein kleines Lager hergerichtet, als sie das letzte Mal Holz für das Nachtfeuer sammeln wollte und dabei eine feine Stimme hörte.

„Hilfe, ich bin hier gefangen! Hilfe!"

Sofort sah sie die kleine Elfe im Spinnennetz. Ohne zu zögern griff sie behutsam hinein, löste sie aus der klebrigen Umklammerung und zog ihr mit ihren feinen Fingern auch noch die restlichen Fäden ab, die an ihren Flügeln hafteten. Dann betrachtete sie die kleine Elfe auf ihrer ausgestreckten Hand und freute sich.

„Du bist eine schöne Elfe", sagte sie und blickte sie mit großen Augen an. „Aber warte, dir fehlt ja noch dein Zauberstab!" Felicitas sah hinab auf den Boden, dann hatte sie den kleinen Stab entdeckt, hob ihn auf und reichte ihn der Elfe. Diese hielt ihn in der Hand und flog verzückt einige Male auf und ab, bis sie wieder auf dem Handteller landete.

„Was willst du für deine Hilfe?", sagte sie.

„Nichts", entgegnete Felicitas. „Wahre Hilfe fordert keine Gegenleistung. Sie kommt von Herzen!"

Bei diesen Worten flog die kleine Elfe hin und her durch die Lüfte, wobei sie immer ein kleiner Sternenregen begleitete.

„Das hast du schön gesagt", freute sie sich, „und zum Dank für deine lieben Worte gewähre ich dir drei Wünsche!"

Felicitas bedankte sich, entschuldigte sich dann aber, weil sie zunehmend müder wurde, legte sich hin und schlief sofort ein.

Als sie am nächsten Morgen erwachte, erinnerte sie sich an das Geschehen und war beglückt, drei Wünsche zu haben, die ihr vielleicht in der einen oder anderen Weise nützlich sein könnten. Sie setzte sich auf ihr Pferd und ritt weiter.

Nach einer Zeitlang erreichte sie eine große Schlucht, die sie entschlossen durchquerte, bis sie vor einer Höhle stand. Die Wände der Schlucht waren links und rechts von ihr so hoch, dass der Eingang zur Höhle der einzige Ausgang sein musste.

Gerade wollte sie durch die sich ihr bietende Öffnung treten, als sie einen Zwerg bemerkte, der mit einem Fuß in einer Bodenspalte steckte und nicht mehr herauskam. In diesem Moment hatte sie auch der Zwerg entdeckt und schimpfte ärgerlich: „Bleib mir bloß vom Leibe! Du bist zwar feiner und reiner, aber auch ein Grobian! Und nachdem der erste mir bald den Fuß abgehackt und der zweite mich ausgeraubt hat, will ich gar nicht wissen, was du mir antun wirst!"

Doch Felicitas fiel eine Möglichkeit ein, dem Zwerg schnell und einfach zu helfen: „Liebe Elfe, ich wünsche mir, dass der Fuß des Zwerges aus der Spalte befreit wird!"

Kaum hatte sie es gesagt, so war der Zwerg frei. Verwundert sah er sie an.

„Was hast du getan?"

„Ich habe einen meiner Wünsche benutzt!", erwiderte Felicitas und fügte, weil der Zwerg sie unverständlich anblickte, hinzu: „Eine kleine Elfe hat ihn mir zum Dank gegeben!"

„Und da hast du ihn für mich aufgebraucht?", ereiferte sich der Zwerg, packte den Sack neben sich und zog ihn an sich heran. „Warum?"

„Warum nicht?", entgegnete sie, und der Zwerg stieß ein heiseres Lachen aus: „Du hättest dir alle Schätze der Welt wünschen können, einen großen Palast, ein Königreich! Und stattdessen hilfst du *mir*?"

„Ich suche meine Brüder", sagte Felicitas und ging zur Höhle.

„Warte", rief der Zwerg ihr hinterher, „warte, ich begleite dich!"

Zusammen liefen sie hinein und hatten auch schon bald die große Halle erreicht, wo am hintersten Ende der Wächter vor dem Portal stand.

„Komm lieber wieder fort von hier", flüsterte der Zwerg zitternd, „hier ist es gefährlich!"

„Ich bitte um Entschuldigung für meine Störung", begann Felicitas zum Wächter gewandt, „aber ich suche meine Brüder, und ich suche das Glück des Tempels. Bin ich hier richtig?"

„Das bist du, mein Kind", erwiderte der Wächter, ohne sich zu bewegen.

„Das Glück", wisperte der Zwerg, „ich sehe es, es ist hinter der Türe! Aber es ist kein Glück! Es ist der Tod!"

„Woher willst du das wissen?", flüsterte Felicitas und sah erst dann, dass der Zwerg eine Brille aufgesetzt hatte, deren Gläser funkelnde Kristalle waren, und mit denen er auf das Tor blickte. Vorsichtig reichte er sie ihr.

„Nein", lehnte sie dankend ab, „ich brauche das nicht." Dann wendete sie sich an den Wächter: „Liegt hinter den Flügeln das Glück oder der Tod?"

„Glück und Tod liegen dicht beisammen", gab der Wächter zu bedenken. „Wenn du reinen Herzens bist, so hast du nichts zu befürchten."

„Liebe Elfe, dann wünsche ich mir", sagte Felicitas mit ihrer klaren Stimme, „dass sich das Tor öffnet!"

Und wirklich, die Flügel schwangen zur Seite, und ein unbeschreiblicher Glanz und eine Helligkeit blendeten sie. Wie eine Sonne tat es sich vor ihnen auf, sie konnten nichts erkennen.

„Du hast das Tor nicht mit den rechten Mitteln geöffnet, aber nun ist es doch auf", bemerkte der Wächter, ohne seinen Platz zu verlassen.

„Kann ich hindurchgehen?", fragte Felicitas, während der Zwerg heftig an ihrem Kleid zog.

„Los, komm, vielleicht schließt es sich ja bald!", drängte er, und bewegte sich mit ihr auf die Treppen zu. Zögernd folgte sie ihm. Als sie die Treppen erreicht hatten, ließ der Zwerg los und sah den Wächter grimmig an.

„Was willst du noch hier? Geh weg!"

Der Wächter rührte sich nicht. Felicitas überlegte.

„Ja", sagte sie, aber in einer anderen Tonlage, „ja, warum stehst du noch hier? Das Tor ist doch offen! Was hast du noch zu bewachen?"

Der Wächter gab keine Antwort.

„Komm", drängte der Zwerg erneut, doch etwas hielt sie zurück.

„Sag mir bitte, Wächter", sprach sie die steife Gestalt direkt an, „würdest du mir den Zutritt verwehren, jetzt, wo das Tor offen ist?"

„Du hast das Tor nicht mit den rechten Mitteln geöffnet, und ich erlaube dir nicht, die Schwelle zu überschreiten!"

„Ich habe aber noch einen Wunsch frei", äußerte sie, „und ich könnte dich zwingen, deinen Platz zu verlassen, wenn ich es wollte!"

„Ja, tu das!", pflichtete ihr der Zwerg bei. „Wünsch ihn fort von diesem Ort!"

Aber Felicitas tat es nicht. Denn obgleich sie Schein und Helligkeit in ihren Bann zogen, und sie gerne in das Licht gegangen wäre, fühlte sie sich nicht beglückt dabei. Und doch, so hieß es ja, sollte sich gerade hinter der Schwelle das Glück zeigen. Oder war das nur ein Märchen? Aber selbst wenn hinter der Schwelle etwas ganz anderes war, warum zog sie dann eigentlich das nicht an, sondern nur jenes Licht? Und warum war sie so traurig? Sie spürte, sie würde beim Übertritt etwas verlieren, und sie ahnte, dass dies nicht sein dürfte. Keinen Verlust dürfte sie erleiden, sondern eine Bereicherung müsste sie erfahren! Es ging nicht darum, dass Irdische aufzugeben und in die Geistigkeit zu fliehen, sondern das Materielle zu erhellen mit dem Geistigen! Und gerade das war der Punkt: Das Geisteslicht, wenn es Geisteslicht wäre, erhellte nicht, es blendete! Und es wärmte nicht, es versengte! Und so war es gar kein Licht, es war Schein."

„Meine Brüder", durchfuhr es sie da. „Ich bin doch gekommen, um meine Brüder zu finden! Und nun stehe ich hier und handle ganz selbstsüchtig! Fast hätte ich meine Brüder vergessen!"

Sie trat einige Schritte zurück, schloss die Augen und dachte an sie. In diesem Moment nahm der Glanz von seiner Intensität ab, sie öffnete ihre Lider und sah ihre Brüder unweit der Schwelle liegen.

„Oh, meine Brüder!", stieß sie hervor und lief zu ihnen herüber.

„Lass sie", winkte der Zwerg entschieden ab, „denen kannst du nicht mehr helfen! Helfe dir oder besser: Helfe den Menschen, indem du die Schwelle über-schreitest und dort Glück findest! Los, wünsche es dir doch endlich!"

„Wie kannst du nur so herzlos sein", schluchzte Feli-citas und zeigte auf die beiden Gestalten am Boden, „wie könnte ich vorgeben, der Menschheit zu helfen, wenn ich dabei meine zwei lieben Brüder zurücklassen müsste?"

Dann verwendete sie den dritten und letzten Wunsch: „Liebe Elfe, ich wünsche mir, dass meine beiden Brüder wieder zum Leben erwachen!"

Augenblicklich erhoben sich die zwei Gestalten, sahen ihre Schwester und umarmten sie herzhaft.

„Was ist geschehen?", donnerte Hartmut, doch seine Stimme klang müde.

„Wie kommst du hierher?", wollte Peter wissen, aber ehe Felicitas antworten konnte, ertönte die mächtige Stimme des Wächters vor ihnen: „Du hast durch deine Tat wahre Selbstlosigkeit gezeigt, Felicitas! Dies alles geschah zu deiner Prüfung, und du hast sie bestanden! Jetzt gebe ich dir den Weg frei von selbst und hindere dich nicht länger. Und auch will ich dir den richtigen Weg weisen, denn alles andere war nur Schein, und dieses hier ist erst wahr!"

Der Glanz im Tor verschwand, und ein anderes Bild zeigte sich und Felicitas erkannte ein Kräftespiel, wie sie es noch nie zuvor gesehen hatte. Alles war in Lebendigkeit, in Bewegung, die Kräfte strömten umher, und sie konnte es sehen!

„Jetzt darfst du eintreten!", sagte er ruhig: „*Und wenn du meine Schwelle überschritten haben wirst, so betrittst du die Reiche, die du sonst nach dem physischen Tode betreten*

hast. Du betrittst sie mit vollem Wissen und wirst fortan, indem du äußerlich sichtbar auf Erden wandelst, zugleich im Reiche des Todes, das ist aber im Reiche des ewigen Lebens, wandeln. Ich bin wirklich auch der Todesengel; aber ich, ich bin zugleich der Bringer eines nie versiegenden höheren Lebens. Beim lebendigen Leibe wirst du durch mich sterben, um die Wiedergeburt zum unzerstörbaren Dasein zu erleben."

Felicitas spürte mit einem Mal die Gewissheit, es tun zu dürfen und ganz nah und warm in ihren Herzen hörten die Bruder ihre Stimme: „Ich sehe das Glück, meine Brüder! Als Einzelne haben wir bislang gestrebt, aber es geht nicht nur um uns selbst allein, denn nicht glücklich können wir werden, solange andere neben uns noch unglücklich sind. Das ist die große Erkenntnis! Wahrhaftig: Glück ist das Einzige, was sich verdoppelt, wenn man es teilt."

Und mit diesen Worten umarmten sich die Geschwister und fuhren in das Königreich des Vaters zurück, um die frohe Botschaft leibhaftig zu verbreiten.

Reise zum Mittelpunkt der Erde

Ich stand auf jener Plattform, von der aus das gesamte Gelände zu überblicken war, und betrachtete das heranrollende Flammenmeer. Alles wurde von ihm in Brand gesetzt und augenblicklich entzündet. Es schien keinen Anfang und kein Ende zu geben, alles steckte in Flammen, es brannte überall lichterloh. Die Lage war ernst.

Verschiedene Berater waren nun hier oben zusammen gekommen, um einen Einsatzplan zu besprechen. Der erste, der seine Lösung vortrug, war ein grobklotziger, drahtiger Mann in giftgrüner Uniform. Sein Körper stand unter Anspannung während er redete, am Hals und auf der Stirn zeichneten sich deutlich die Adern ab, sein Gesicht war nicht nur von der Hitze gerötet, sein breiter Mund öffnete und schloss sich mechanisch.

„Wir müssen kurzen Prozess machen!", sagte er. „Das Feuer muss weg. Ich schlage einen massiven Flugeinsatz vor. Abwurf einer Speziallösung. Alles wird im Keim erstickt. Dann ist Ruhe."

Die übrigen Anwesenden, Männer und Frauen in weißen Mänteln und Kitteln, nickten ehrfurchtsvoll. Die Flammen kamen näher.

„Und Sie sind sicher, dass dann das Feuer endgültig bekämpft ist?", fragte ich.

Der Uniformierte drehte sich ruckartig um und sah mich durchdringend an. „Alles getestet."

„Es ist nur so", sagte ich, „Sie behaupten die Flammen zu ersticken, indem Sie einen Chemieteppich abwerfen. Was wird dann eigentlich mit dem Land dort?"

„Was?", rief der Uniformierte empört. „Was wird? Wie? Wie was wird?"

„Nun", erklärte ich, „die Chemikalien sind hochgiftig, sie werden das Land auf Jahre hinaus verseuchen. Ist das zu verantworten?"

„Ist *das* zu verantworten?", fragte einer der Umstehenden und deutete auf die Flammen, die immer näher kamen.

„All das schöne Holz, all die Tiere, alles fort, alles verbrannt", klagte eine Frau.

„Das ist wahr", sprach ich, „aber in anderen Ländern werden Landflächen sogar gerodet, es ist also nicht nur negativ zu sehen. Wenn alles vorbei ist, ist das Land doch immer noch fruchtbar. Wenn indes Chemikalien abgeworfen werden, ist es verseucht!"

„Das Feuer muss weg!", donnerte der Uniformierte.

„Was ist jetzt? Wollen wir Diskussionen führen oder handeln?" Er blickte auf seine Uhr. Die Flammen waren wieder ein Stück näher gekommen. „Ich kann nicht länger warten!"

„Es muss noch einen anderen Weg geben", rief ich.

„Warum lassen wir es nicht einfach ausbrennen?", wollte ein Jüngerer wissen. „Immerhin haben wir Gräben um das Gebiet gezogen, es ist also unter Kontrolle. Wenn es ausgebrannt ist, ist alles vorbei."

„Grünschnabel", fuhr ihn ein anderer an, „Feuer brennen niemals aus. Da ist immer noch ein Fünkchen, irgendwo. Meist tief unter der Oberfläche! Dort, wo es niemand erwartet!"

„Wenn dem so ist", hakte ich mich ins Gespräch ein, „dann bringt der Abwurf wirklich nichts! Wir müssen also tiefgründiger forschen. Wir müssen ins Zentrum vordringen und sehen, dass wir die Quelle abschalten."

„Die Quelle des Feuers?", ereiferte sich ein Dritter. „Welch wahnwitziges Unterfangen!"

„Ich gehe jetzt!", polterte der Uniformierte und schickte sich an, die Leiter herunterzusteigen. „Kindergarten!"

„Ich gehe auch!", stimmte ihm ein anderer zu. Und mit diesem verließen noch viele weitere die Plattform.

*

Ich befand mich auf dem Weg durch das Feuer. Es war unerträglich heiß. Es schmerzte und war anstrengend, aber es geschah mir doch weiter nichts, und so näherte ich mich dem Zentrum. Die Flammen züngelten um mich hoch, ich war ganz eingetaucht in dieses Flammenmeer, doch erstaunlich war, dass ich, je näher ich dem Zentrum kam, nur noch diese unbeschreibliche Wärme spürte und fast gar nichts mehr sehen konnte. So fühlte ich den Weg, den ich zu gehen hatte, meine Augen nutzten mir nicht viel, es war alles in Orange getaucht mit roten Fetzen vermischt. Ein Zischen und Surren erfüllte die Luft oder besser gesagt die Umgebung, denn Luft gab es hier keine. Aber auch Umgebung ist genau genommen falsch ausgedrückt, weil die Raumverhältnisse nur unbestimmt vorlagen, exakte Abmessungen und Einschätzungen konnte ich nicht vornehmen. So ging es also weiter, bis es plötzlich hell und still wurde. Vor mir erkannte ich einen Riss in der Erde, aus dem die Flammen schossen. Es war, als kletterten sie aus der Spalte heraus und verteilten sich nach allen Seiten. Ein kurioses Bild! Gleichzeitig strömte aus der Ritze eine ungeheure Hitze empor. Ich näherte mich ihr trotzdem und sah, dass die Öffnung größer war als erwartet. Auf einmal sah ich sogar Treppenstufen, die in den Fels eingelassen waren und zum Heruntersteigen einluden. Die Flammen rings um mich taten mir nichts. Zwar versuchte mich hier und da eine neugierige zu streifen, aber dann zog es sie doch schnell wieder zu den anderen. Ich konnte also ungehindert die Spalte passieren und stieg in das Innere hinab. Die Treppen hatten eine Art Boden erreicht, ich befand mich in einem Gang, der weiter geradeaus führte. Ich nahm ihn, und am Ende des Tunnels tat sich eine große Halle vor mir auf. Was ich dort erblickte, erschauderte mich. Wie in einer Eisenschmelze war ein gigantischer Topf an einer Seite aufgestellt, aber er schien in der Luft zu schweben. In diesem Moment wurde er geleert.

Etwas lief aus ihm heraus, aber ich konnte es nur schwerlich ausmachen. Es war eine dunkle Flüssigkeit, obwohl Flüssigkeit schon zu dick für das war, was ich sah. Um einen Eindruck davon zu erhalten, so müsste man sich schwarze Spinnenweben vorstellen, die flüssig sind, dann hätte man ein Bild davon, was aus dem Topf floss. Gleichzeitig jedoch, und dies war das Seltsamste, verfestigten sich Teile davon sogleich, jetzt aber wiederum so, dass der Begriff Flüssigkeit absolut nicht mehr passte, es war eine schwarze Masse wie Pech. Aber, und dies erstaunte mich noch mehr, es vermischte sich nicht, sondern rang miteinander! Ja, beide Stoffe schienen ein Eigenleben zu führen und tanzten umeinander, wobei sich die schaurigsten Figuren und Formen ergaben. Es war, als langte das Teer in den dünnen Stoff hinein, riss etwas heraus, worauf die schwarze Spinnenwebmasse stöhnend um den Pechklumpen schwirrte und ihn zu zerteilen versuchte. Ein wahrhaft gespenstisches Treiben! Es ging dies eine kurze Strecke so, dann war es, als gäbe es eine kleine Explosion! Blitze durchfuhren den Raum. Die kämpfende Masse fiel in ein Becken, welches rotglühend war. Der Nebel und der Dampf, der daraus emporstieg, bildeten eine Flamme nach der anderen, und jene waren es, die auf den Gang zu tanzten, dort wie unsichtbar wurden und verschwanden. Einige schienen auch direkt durch die Decke nach oben zu gehen.

Dann aber sah ich etwas, was mich erschütterte! In jenem Becken saß eine Gestalt, die sich so verhielt, als würde sie baden! Sie führte dieselben Bewegungen aus und suhlte sich förmlich in der glühenden Masse. Ich trat näher an sie heran.

„Ah, Besuch!", lachte die Gestalt. „Wie schön. Und doch nicht schön. Denn es ist kein Platz für Sie hier. Das ist mein Reich, es ist alles mir!" Dann formte sie sich aus der feurigen Masse eine Krone und setzte sie sich auf den Kopf. Sie zerrann jedoch sogleich wieder.

Ich wendete meinen Blick von ihr ab. In diesem Moment drehte sich der Topf in die andere Richtung. Seine Öffnung zeigte auf ein Förderband, welches Material in den Topf hineinfüllte. Ich suchte den Anfang des Bandes, welches quer durch den ganzen Raum ging und sich irgendwo im Dunkel verlor. Genau dorthin ging ich und schon bald hatte ich das Ende erreicht. Ich blickte in eine Grube, in der ein Mann arbeitete. Er hatte eine Hacke, mit der er das Gestein lockerte, und eine Schaufel, mit der er es in einen Korb beförderte, welcher dann mittels eines Rades hinaufgezogen und mit einer weiteren Vorrichtung auf das Band ausgeschüttet wurde. Ich nahm etwas von dem so Geförderten in die Hand und betrachtete es. Es erinnerte mich an einen menschlichen Knochen.

„He", rief ich in die Grube herunter, „was fördern Sie da für ein Material?"

„Es gibt nur ein Material, das ich fördern kann, und aus dem besteht hier alles, was um uns herum ist!", gab er mir zur Antwort, ohne aufzublicken.

„Aber warum graben Sie so tief unten?", wollte ich wissen. „Sie könnten doch auch hier oben schaufeln?"

„Hier unten ist die beste Qualität!", rief er, und dann sah er mich an: Seine Augen waren weiß, leer, ein Grinsen überzog sein Gesicht. Welch schrecklicher Anblick! Und noch schlimmer war: Es handelte sich bei diesem Gesicht um dasselbe, welches ich eben bei der Gestalt in dem Feuerbad gesehen hatte. Ja, die ganze Person war dieselbe! Wie ein Doppelgänger!

Dann, als wäre dies nichts Besonderes, grub die Gestalt weiter.

Ich taumelte zurück. Plötzlich hörte ich eine Stimme, die mich rief. In einer dunklen Ecke links von mir erkannte ich eine weitere Gestalt. Sie war in Ketten an den Felsen geschmiedet. Aber, oh Schreck, auch sie sah so aus wie die beiden zuvor!

„Bleibe!", rief die Stimme. Sie klang warm und freundlich, aber leidend.

Ich trat auf sie zu und blickte die Gestalt an, welche kraftlos in den Ketten hing und mich mit müden Augen anstarrte.

„Was machen Sie hier?"

„Ich bin ein Gefangener meiner selbst!", antwortete er. „Wollen Sie eine traurige Geschichte hören? Nun gut. Einst experimentierte ich hier unten, hier, wo nur selten ein Mensch hinfindet. Hier wollte ich die Grenzen finden. Ich erhoffte mir einen ungeheuren Schatz! Legenden und Geschichten ranken sich darum. Manch einer sollte es sogar schon geschafft haben, warum also ich nicht auch, dachte ich mir? Doch es wollte nicht gelingen. Sie werden es nicht glauben, aber ich war erst in dem Gang, durch den Sie auch hier hereingekommen sind, die Höhle sah ich noch nicht. Dort in dem Tunnel stand eine Gestalt, die mir den Zutritt verwehrte. Ich sann nach, wie ich sie überlisten könnte. Denn ich wollte, ich musste hier herein! Ich fühlte mich reif und berufen. Aber es half nichts, ich kam nicht vorbei, und gerade, als die Pein am Ärgsten, der Hass am Größten und die Gier nach den Schätzen am Höchsten war, da erschien mir eine weitere Gestalt, die mir versprach, zu helfen. Der Vorschlag mutete zwar kurios an, doch ich dachte nicht weiter darüber nach, urteilte gar nicht, denn ich wollte ja hier herein. Also, die Gestalt schlug mir vor, mit ihr zusammen den Wärter vor uns zu packen und ihn an diese Wand hier zu schmieden. Dann, so sagte die Gestalt, könne ich hier tun und lassen, was ich wolle. Zusammen werden wir es schaffen, den Wärter zu bezwingen! Dafür, und daraus ergab sich eine Bedingung, wolle er fortan mein Kompagnon sein. Er fordere für sich von allem, was ich hier finden würde, seinen Teil. Er nannte ihn mir auch genau, ich befand es für wenig, es war mir auch gleich, und so schlug ich ein.

Wir stürmten auf den Wächter zu, der zuerst Widerstand leistete, dann aber von uns überwältigt werden konnte. Wir packten ihn, die dunkle Gestalt zauberte Ketten und Beschläge hervor, wir fesselten ihn an diese Wand. Oh, welche Genugtuung durchfloss mich! Ich glaubte mich am Ziel all meiner Wünsche. In diesem Moment jedoch sah ich in die Augen des Wärters und machte dort eine ungeheure Traurigkeit aus. Nicht Hass, nicht Zorn, wie ich erwartet hätte, nein, ich sah unendliche Trauer. Plötzlich zerriss es mich! Ja, wirklich, es zerriss mich in verschiedene Teile. Mit einem Mal befand ich mich angekettet an jener Wand. Dann wurde ich der Arbeiter in der Grube und jener in dem Feuerbecken."

„Und der Wächter?"

„Der war – ich!", flüsterte die Gestalt. „Ich war er von Anfang an gewesen. Ich selbst war es!"

„Aber wie ist das möglich?" Während ich noch fragte, bemerkte ich ein Glühen in ihm. Ein rotes Leuchten erfüllte seinen Brustkorb und ein heller Lichtglanz umgab seinen Körper. Ich fragte mich, was dies zu bedeuten hatte.

„Diese Ketten", er schüttelte sie, „lassen mich nicht los. Und so muss ich quälend die Schmerzen ertragen zu sehen, wie ich selbst meine Grundlagen aufzehre, meine Substanz aushöhle und meine Prahlereien und meinen selbstsüchtigen Genuss dort habe ich auch stets vor Augen. Ich bin verdammt!"

„Aber so wie Sie das erkannt haben, ist es doch der Weg zur Rettung", sagte ich. Er blickte mich zuversichtlich an, dann weiteten sich seine Augen. Angsterfüllt blickten sie hinter mich. Ich fuhr herum. Eine dunkle Gestalt kam aus der Wand hervor. Ich erkannte in ihr sogleich jenen dunklen Begleiter, von dem er mir erzählt hatte.

„Ein Eindringling", knurrte sie mit tiefer, schneidender Stimme und schritt auf mich zu. Mit einer knorrigen Hand schob mich die Gestalt beiseite, sie stand nun vor dem Angeketteten. Noch immer umgab diesen ein Lichtschein.

„Es ist nicht gut, hier zu reden", zischte er. „Es ist unnötig!"

„Du hast mich betrogen und belogen", rief der Angekettete wütend, „ich beende die Zusammenarbeit. Ich will hier raus, ich will wieder frei sein!"

„Es ist Zeit, dir wieder ordentlich den Kopf zurechtzurücken!"

Die Gestalt packte seinen Kopf mit eisernem Griff, dann war es, als öffnete sie die Schädeldecke und zog ein leuchtendes Gehirn hervor, welches sie in sich selbst verschwinden ließ, ja, es hatte den Anschein, als würde die dunkle Gestalt es essen! Dann griff sie in die Wand, zog einen Klumpen Dreck hervor und warf es dem Angeketteten in den Kopf, verschloss diesen wieder und lachte.

„Das genügt." Sie drehte sich um und schaute auf mich. „Und Sie gehen fort von hier." Die Gestalt packte nun auch mich mit eisernem Griff an der Kehle und zog mich fort. Ich blickte zu dem Angeketteten. Apathisch hing er an der Wand.

„Es gibt keinen Ausweg", murmelte er vor sich hin, „ich bin ein lebender Toter!"

Das Leuchten um seinen Kopf war verschwunden. Verzweifelt packte ich die knöcherne Hand der dunklen Gestalt, aber sie war zu kräftig, ich vermochte nicht, sie von mir zu lösen. Nochmals blickte ich in die dunkle Ecke. Mit einem Mal sah ich das Leuchten wieder. Es war stark und viel intensiver als jenes am Kopf. Ich erkannte, dass dort die Lösung ihren Anfang nahm. Jenes Leuchten war unbesiegbar. Die dunkle Gestalt hatte es doch nicht geschafft sie ganz zu entfernen.

„Fort von hier!", krächzte sie in diesem Augenblick und schleuderte mich mit aller Kraft von sich in die Höhe.

*

Ich fiel nach oben und dabei war es mir, als würde sich alles um mich herum ein Mal kräftig umdrehen, sodass ich plötzlich nach unten fiel und auf einer eisbedeckten Fläche, die so zugefroren war, dass kein Schnee auf ihr lag, landete. Und doch spiegelte der Boden unter mir nicht, er war seltsam matt und glanzlos. Auch rutschte ich nicht. Luft schien hier nicht zu existieren, es war mehr wie Eisstaub, der über die Fläche jagte, dabei die bizarrsten Formen annehmend. Ab und an war eine kleine Erhebung auszumachen, aber nicht auffällig, sie verschwand auch sogleich, wenn ich länger den Blick auf sie warf.

Ich gelangte nun nach einiger Zeit an einen Berg, der sehr anstrengend zu erklimmen war. Verharrte man nämlich einen Augenblick, so überfiel einen das Gefühl unendlicher Trauer, Müdigkeit und Sinnlosigkeit. Somit hielt ich mich immer in Bewegung. Seltsamerweise stellte ich dabei fest, dass es mir dadurch kein bisschen wärmer wurde. Dafür jedoch, wenn ich mich nicht mehr bewegte, wurde es mir sogleich noch viel kälter!

Ich stieg weiter hinauf, folgte den Treppenstufen, die in den Berg geschlagen waren, dann endlich hatte ich den Gipfel erreicht. Er war so gefertigt, dass ich nur mit beiden Füssen Platz zum Stehen hatte. Ich wollte mich umblicken, als etwas höchst Merkwürdiges geschah, was nur sehr schwer vorstellbar ist: Die Spitze des Berges wurde nun auf einmal der unterste Punkt einer neuen Ebene! Der einzige Vergleich, der mir einfällt, um dieses Phänomen zu verdeutlichen, ist folgender: Man stelle sich vor, auf dem Meeresgrund zu gehen. Der Boden ist unter einem und gibt die Grundlage für die ebene Perspektive her. Wäre man ein Fisch, so wäre die Perspektive eine andere, aber als Zweibeiner ist der Boden eben wichtig, um sich zu orientieren. Und jetzt stelle man sich vor, man steige aus dem Wasser und glaubt, den höchsten Punkt erreicht zu haben, steht nun am Ufer, dort ist wieder Boden und sagt sich: Das ist erneut die Möglichkeit, eine weitere Perspektive zu bilden, eine neue Ebene! Ich habe unter mir den Meeresboden, der machte die erste Ebene für mich aus, aber jetzt hier am Ufer, da ergibt sich für mich eine zweite Ebene!

So geschah es auf dem Gipfel des Berges. Eine zweite Ebene tat sich auf, ich konnte sie betreten und nur da, wo der Gipfel gewesen war, befand sich ein kleines Loch, welches die zwei Plateaus miteinander verband. Ich lief nun weiter und bemerkte, dass es zunehmend dunkler um mich wurde. Aber auch dies nicht gleichmäßig, sondern räumlich gebunden. Nicht zeitlich, wie man es gewohnt ist. Mit jedem Schritt, der in eine bestimmte Richtung getan wurde, nahm die Dunkelheit zu oder ab. Ich wählte meinen Weg entsprechend der zunehmenden Dunkelheit, wollte ich doch die Quelle der Kälte ergründen. Hinsichtlich des Kältegefühls hatte sich übrigens ebenfalls eine Änderung ergeben. War es auf der ersten Ebene mehr äußerlich gewesen, so verband sich diese Kälte mit der Dunkelheit und schien einen innerlich auszuhöhlen. Es war, als bildete sich im Innern ein schwarzes Loch, welches größer und größer wurde, dabei auch kälter. Ich ging ein kurzes Stück, bis ich in tiefste Dunkelheit gehüllt war und nicht mehr wusste, wo ich mich befand. Plötzlich entdeckte ich ein kleines Leuchten, es war aber wirklich so winzig, dass es fast eine Täuschung hätte sein können, wenn es nicht derart dunkel gewesen wäre. Es war nur stecknadelkopfgroß, aber ich bewegte mich zielsicher darauf zu, und während ich noch ging und darauf wartete, dass es grösser wurde, stieß ich gegen eine Person. Es war eine Frau, die zusammengekauert auf dem Boden saß. Ihre Haltung erinnerte mich an etwas. Mir fiel jene Statue ein, die einen Denker repräsentieren soll! Die eine Hand unter das Kinn gestützt, den Blick ins Leere gerichtet, ja, so saß sie da und schien erstarrt zu sein. Bei unserem Zusammenprall öffnete sie ihre Augen und blickte mich erschrocken an. Sie wollte etwas sagen, doch waren ihre Kiefer zugefroren, sie musste sich erst durch kleine Bewegungen entkrampfen, es dauerte eine Weile, bis sie überhaupt den Kopf in meine Richtung drehen konnte, es dauerte noch viel länger, bis sie den Mund öffnete.

„Was wollen Sie hier?", brachte sie nur mühsam hervor.

„Ich bin auf der Suche nach der Quelle der Kälte!",
sagte ich.

„Dann sind Sie hier falsch. Hier ist sie nicht."

„Oh, doch", widersprach ich ihr, „es ist hier so kalt
wie fast nirgendwo. Also muss sie ganz nah sein!"

„Kalt?", rief sie. „Kalt? Eine unerträgliche Hitze ist
hier. Ich verbrenne fast."

Sie sagte dies mit völligem Ernste. Sie hatte sich jetzt
soweit aus ihrer Starre gelöst, dass sie sich bewegen
konnte, trotzdem haftete ihr dabei etwas Steifes an.

„Und wie erklären Sie sich das Eis rings um uns
herum?", fragte ich.

„Ja", winkte sie ab, „das ist äußerlich. Innerlich aber
brenne ich."

Ich betrachtete sie. Ich sah nichts Auffälliges an ihr,
das Leuchten war verschwunden, war es überhaupt
von ihr ausgegangen? Ich konnte es nicht mehr mit
Sicherheit sagen.

„Was tun Sie hier?"

„Ich lebe hier. Das ist mein Refugium", erklärte sie
mir bereitwillig. „Ich zog mich hier her zurück, weil

ich genug von den Menschen habe. Oh, sie sind alle so grausam und dumm. Es schmerzt mich schon, an sie zu denken. Sie sind so töricht. Ich will gar nichts mehr mit ihnen zu tun haben. Deshalb kam ich an diesen Ort. Hier kann ich allein sein. Hier muss ich nicht die Dekadenz und das Böse der Menschen sehen. Hier ist Ruhe, hier ist Frieden. Hier finde ich Schlaf. Denn dieser ist das einzige, was mich noch erfreuen kann, jener tiefe, bewusstlose Schlaf. Nur nichts mehr von allem sehen müssen!"

„Aber dann können Sie es doch auch nicht ändern!", entgegnete ich.

„Was ändern?" Ihre Augen sahen mich müde an. „Was ändern? Die Menschen? Die sind nicht zu ändern! Allesamt verbohrt und egoistisch! Sie sollen fern von mir bleiben!"

„Die Menschen selbst können Sie nicht ändern. Jeder kann nur sich selbst ändern. Aber die Welt, die können Sie ändern!"

„Ich?"

„Ja!"

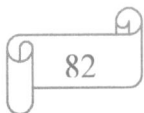

„Ich?", wiederholte sie. „Wie denn?"

„Indem Sie sich selbst ändern!", rief ich. „Mit Ihnen wird die Welt ein Stück besser oder schlechter! So jedenfalls schlechter, denn Sie entziehen sich der Welt. Sie gehen ihr verloren. Es ist wie, als wollten Sie eine Lampe zum Leuchten bringen. Sie benötigen hundert Energieeinheiten –, *eine* Energieeinheit sagt sich aber: Nein, ich will nicht mehr mitmachen, ich gehe fort. Dann leuchtet die Lampe nicht!"

„Was für eine Lampe?", fragte sie.

„Es war ein Vergleich!", erwiderte ich. „Die Lampe beleuchtet alles um uns herum. Sehen Sie, wenn nur Dunkelheit wäre, könnten Sie von der Welt gar nichts sehen. Strahlen Sie ein Licht aus, so werden Sie erst der Schönheit gewahr. Wenn niemand leuchtet, dann kann es etliche schöne Sachen geben –, aber niemand sieht sie! Und wenn Sie nicht leuchten wollen, so tragen Sie nichts dazu bei, dass es Licht wird. Aber von anderen erwarten Sie, dass sie leuchten! Ja, Sie beschweren sich selbst, dass zu wenig Licht da ist."

„Lassen Sie mich, es strengt mich an", flüsterte sie.
„Die Welt ist schlecht, daran ist nun einmal nichts zu ändern. Ich erinnere mich noch gut, wie einmal einer sagte: Seit dem Sündenfall geht es nur noch bergab mit uns. Ich glaube, diese Person hatte recht!"

„Nein, hatte sie nicht", stellte ich richtig, „die Welt ist nicht schlecht. Wissen Sie, was das Problem ist: Sie sehen nur überall das Schlechte! Was wundert es Sie also, wenn das Böse so mächtig ist? Warum glauben Sie nicht genauso intensiv an das Gute wie an das Schlechte? Warum glauben Sie nicht an die göttlich-geistige Kraft des Guten? An die können und wollen Sie nicht glauben, das fällt Ihnen schwer, aber an das Böse, an das glauben Sie, das fällt Ihnen leicht. Damit aber –."

Ich machte eine Pause. Sie sah mich an. Sie hatte mir genau zugehört!

„Damit aber", fuhr ich fort, „räumen Sie dem Bösen erst Macht ein!"

In diesem Moment leuchtete es gewaltig. Ein Strahlen von unglaublicher Intensität erfüllte den Raum, aber nicht ganz, sondern irgendwo in der Ferne. Und jenes Strahlen kam näher.

„Das ist er!", rief die Frau erregt. „Sie haben ihn gerufen! Endlich ist er da!"

„Wer?"

„Er!", rief sie wieder. „So lange habe ich gewartet."

Das Strahlen rückte näher und näher, dann war es da. Vor uns stand eine Lichtgestalt, unglaublich schön, wie ein Engel. So stand jenes Wesen vor uns, wir wagten kaum es anzusehen. Den genauen Blick ermöglichte es uns auch nicht, da sein Glanz, seine Pracht, seine Herrlichkeit dies nicht hergab. Nur Staunen konnten wir, geblendet sein konnten wir!

Die Frau sank demütig auf die Knie. „Oh, Meister! Ihr erleuchtet uns. Ich habe so lange gewartet!"

Ich zögerte. Diese Strahlen, sie trafen mich und bohrten sich in mich hinein und brachten mich in meinen einzelnen Fasern zum Erfrieren! Sie ergriffen etwas in mir, aber ich wehrte mich, indem ich nachdachte, was hier geschah. Die Frau indessen war zu Eis erstarrt, zu kälterem Eis als noch zuvor, und doch bewegte sie sich. Unglaublich langsam, steif, aber sie bewegte sich.

„Mensch!", sagte das Wesen mit einer lieblichen, aber schneidenden Stimme, „Mensch, warum kniest du nicht vor mir nieder?"

„Ja, knie vor ihm nieder!", flüsterte die Frau.

„Ich wüsste nicht, warum ich das tun sollte!", sagte ich.

„Weil du mir Dank schuldig bist", antwortete das Wesen.

„Dank?", rief ich. „Wofür? Hier ist es nur kalt. Leben aber ist Wärme. Das ist also nicht das Leben! Sag mir: Die Liebe erkraftet und durchwärmt und durchpulst alles Leben; wo ist hier die Liebe?"

Da fluchte das Wesen und rief einen Sturm herbei, der mich ergriff und in die Luft wirbelte.

„Ja, wo ist die Liebe?", widerholte da die Frau. Es klang etwas mechanisch. „Wo ist die Liebe, wenn sie hier nicht ist?"

Während ich durch die Lüfte gewirbelt und fort aus dieser Gegend getragen wurde, sah ich in der Ferne ein Strahlen. Es war eine Morgenröte.

Bald würde die Sonne aufgehen.

Sucher nach sich selbst

(Albert Steffen gewidmet[1])

Es lastete ein seltsamer Druck auf seiner Brust. Er wusste nicht, wie dieser dorthin gekommen war, er hatte ihn schon seit geraumer Zeit verspürt, aber über den Tag hinweg immer wieder verdrängt, doch jetzt war er schon frühmorgens da. Verunsichert ließ er den Arzt kommen. Es war ein jüngerer, aber kein junger, der ihn kurz ansah, etwas fragte, dann unvermittelt sagte: „Ich kann hier so überhaupt nichts feststellen. Sie müssen zu mir in die Praxis kommen. Dort werde ich Sie gründlich untersuchen." Damit verabschiedete er sich.

Der Mann fühlte sich nun noch elender. Mit einem Morgenmantel bekleidet trat er ans Fenster. Sein

---

[1] Der Schweizer Autor verfasste im Jahre 1931 den Roman „Sucher nach sich selbst", der eine Perle echter Literatur darstellt, jedoch leider (so sagt es eine Legende) in einer Muschel verborgen am tiefsten Punkt des Ozeans verschollen ist.

Blick fiel auf die Parkanlage vor seinem großen Anwesen. Auch das erfreute ihn nicht. Er klingelte nach dem Diener.

„Bringen Sie mir", begann er, dann Stocken. „Ach, schon gut!"

Der Diener verbeugte sich und verließ den Raum. Der Mann fragte sich, woher diese plötzliche Leere gekommen war. Er fühlte eine Mattigkeit aufsteigen, die sich zur Ohnmacht auswuchs, er kippte hinten über in die Kissen und verlor das Bewusstsein. Aber – nur jenes, das an den Leib gebunden ist!

Mit einem anderen, einem in diesem Moment unglaublich klaren Bewusstsein schaute er nun folgende Szene:

Er sah sich selbst im Bett liegen, den Arzt konsultieren, der so tat, als sähe er den Kranken – also ihn – an, dabei blickte er auf eine Nebelwand. Alles war von Nebel umgeben. Ja: So konnte der Arzt ja gar nichts erkennen! Und schon machte der Mann eine weitere kuriose Feststellung: Während der Leib des Arztes noch dastand und redete, hatte sich ein zweiter Mensch, der jedoch auch der Arzt war – wohl aber geistiger Natur! –, aus dem Leib gelöst und war bereits zur Türe geschritten. Dieser Eindruck wirkte auf den Mann gewaltig. Doch die Szene war noch nicht vorbei!

Parallel dazu – oder danach? –, er hatte kein Zeitgefühl, entdeckte er plötzlich eine weitere Gestalt im Raum. Ein alter gebückter Mann mit langem weißen Bart, einer antiquierten Garderobe und mit feurigen, hell strahlenden Augen. Er schien verärgert zu sein. Während der Arzt wieder sprach und dabei jenes sagte, das der Mann schon gehört hatte, fuchtelte der Alte wild gestikulierend mit seinen Armen in der Luft herum und schimpfte: „Aber er sagt ja nichts, er sagt rein gar nichts! Er kann nicht denken, er ist ja blind! Da schau her!"

Er schnipste mit den Fingern vor dem Gesicht des Arztes, der ihn aber nicht wahrnahm: „Was siehst du, wenn du ihn anschaust? Der Mensch dort ist müde und erschöpft! Da ist nur Kälte. Fühle doch die Füße!"

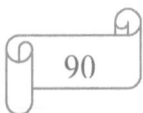

Er griff unter die Decke. „Sind kalt! Wie der ganze Leib überhaupt! Kein Feuer! Aber das ist nicht alles. Nimm die Hände! Sieh den Gang, lass ihn einmal gehen! Keine Kraft, keine Spannung! Sieh ihn stehen! Wie steht er da? Hängekerl! Ist die Wirbelsäule aus Kautschuk? Sieh den ganzen Menschen doch!"

Der Arzt war fertig, drehte sich um und lief zur Türe. Der Alte wetterte ihm mit erhobener Faust hinterher: „Was ist deine Medizin? Dass es so etwas gibt, das es so etwas gibt! Ich kann nicht glauben, dass der Arzt ist!"

Der Mann sah nun, wie er selbst aus dem Bette aufstand und die Hand zum Alten hinstreckte. „Hilf mir, edler Greis! Sei du mein Arzt!", hörte er sich sagen.

Der Alte blickte ihn an. „Eine weise Entscheidung! Aber ich weiß nicht, ob das so einfach geht. Doch höre: Nimm –!" Es folgte nun ein Schwall unverständlicher Wörter, als redete der Greis plötzlich in einer fremden Sprache.

Verwirrt schaute der Mann, wie er ermattet ins Bett zurückfiel. Gleichzeitig war er aber auch außerhalb seiner selbst. Warum hatte er den Alten nicht verstanden? Zwar hatte er die Worte gehört, aber er konnte nichts mit ihnen anfangen. Aber war das wichtig? Was er wissen sollte, wusste er jetzt: Die Arbeit hatte ihn ausgezehrt, er musste sich erst wieder erholen, er hatte Raubbau an seinem Körper betrieben. Das war die Lösung! Wie konnte er es wieder wettmachen? Wie den Körper gesunden? Kultur! Reisen! Sanatorien! Kreuzfahrten! Geld genug besaß er ja! Er wollte sich die Gesundheit schon etwas kosten lassen! Freudig beschloss er, seine Ziele zu verwirklichen, doch er merkte jetzt, dass er noch immer außerhalb seines Leibes war. War er etwa – tot?

In diesem Moment verlor er kurz das Bewusstsein und als er wieder zu sich kam, erkannte er ein Kind vor sich, das auf eine Türe wies, die sich seitwärts in der

Wand auftat. Der Mann schritt ohne zu zögern hindurch, das Kind folgte. An der Wand hingen einige Gemälde.

„Was ist das?"

„Schauen Sie!"

Der Mann blickte auf die Bilder, und während er dies tat, war es, als begannen sie zu leben. Er sah sich selbst, wie er ein Unternehmen aufbaute, und wollte sich gelangweilt abwenden. Das wusste er doch! Dann aber hielt er inne. Er sah, wie jede seiner Tat eine Wirkung hervorbrachte, dessen Kenntnis er nie besessen hatte, die er aber jetzt mitverfolgen konnte. So sah er z.B. einen Mann, dem er gekündigt hatte. Er erinnerte sich sogar ganz genau! Jener Gekündigte lief nun durch die Straßen, er war niedergeschmettert und trostlos. Der Mann konnte diese Gefühle nachempfinden!

Er fühlte, wie der andere es nicht wagte, nach Hause zu gehen, weil dort seine Frau mit zwei kleinen Kindern wartete, und er ihnen sagte musste, dass er seine

Arbeit verloren und kein Geld hatte. Jedenfalls nicht viel, zu wenig, um zu leben. Er schämte sich.

Hier erstarrte das Bild. Der Mann schritt zum nächsten: Er verfolgte nun eine Trauerfeier. Der Angestellte, den er entlassen hatte, war gestorben. Selbstmord.

Der Mann blickte das Kind verzweifelt an. „Das habe ich nicht gewusst!", stieß er hervor. „Und außerdem: Was kann ich dafür?"
„Ich bin nicht Ihr Richter, auch nicht Ihr Gewissen!"
Der Mann verzog das Gesicht. „Ich – ich musste ihm kündigen! Ich-!" Mit einem Mal erinnerte er sich wirklich. Er musste ihm nicht kündigen, er wollte ihm kündigen. Es war gegen Ende des Jahres, die Gewinnzahlen erschienen ihm zu wenig, er hatte noch einige andere entlassen. „Aber bin ich deshalb für alles verantwortlich?", schrie er empört!

Das Kind deutete auf ein anderes Bild. Der Mann starrte darauf, dann auf das nächste, dann auf ein weiteres. Binnen kürzester Zeit hatte er so einen Großteil seines Leben rekapituliert, nur diesmal so, dass nicht er die Hauptperson war, vielmehr jene, die mit ihm in Berührung gekommen waren. Ihre Leben sah er – für einen Ausschnitt zumindest.

Ermattet winkte der Mann ab. „Genug, genug! Ich kann nicht mehr! Ich will nicht mehr! Was soll das alles? Bin ich schuld an allem? Ist das die große Wahrheit: Was ich doch für ein schlechter Mensch bin?" Pause. „Glaubst du, ich wäre nicht stark genug, um das hier zu ertragen? Gut, dann waren das eben Fehler, meine Fehler. Aber eines weiß ich auch: Ich würde gerne einmal jene Episoden der anderen Menschen sehen, die *mir* Unrecht zugefügt haben! Da müsste ebenfalls einiges zusammengekommen sein!" „So sei es!", sagte das Kind und deutete auf eine zweite Türe, die sich öffnete.

Wieder durchschritten sie diese, aber diesmal war dort keine Wand mit Gemälden. Der Mann befand sich auf einmal inmitten einer Großstadt. Er stand an einer Häuserwand auf einem Gehweg, links von ihm rauschten Fahrzeuge vorbei. Von ihnen ging ein Brummen aus, kein Gestank, kein Rauch.

„Die Zukunft!", wusste der Mann sofort und war interessiert. Die Häuser waren grau und riesig hoch. Er konnte gar nicht ihr Ende erkennen, eine dunstige Nebelschicht versperrte ihm die Sicht nach einigen Metern. Überhaupt war es eine schwere Luft, die er einatmete. Auch seine Glieder waren schwer! Er merkte es sofort. Als hätte er Bleigewichte umgebunden. Er blickte an sich hinab. Wie dünn seine Beine waren! Seine Hände! Wie vertrocknet! Weiter vorne machte er ein Schaufenster aus. Er schleppte sich dorthin, sah in die spiegelnde Fläche und erschrak! Sein Kopf war doppelt so groß wie gewöhnlich, das Kinn spitz, alles fliehend und gedrängt. Die Augen tief in Höhlen. Ein spitzer Mund, dünne Lippen. Der Hals schmal, die Schultern hervorstechend – schrecklich!

Er hörte Stimmengewirr. Die Straßen waren mit Menschen vollgestopft, die genauso aussahen wie er! Die Männer kahlköpfig, die Frauen fast ebenso haarlos, ein paar wenige Strähnen vielleicht hier und da, aber alle hatten sie dieselben starren Gesichtszüge, den gleichen eckig-unförmigen Körper. Das Skurrilste für ihn war jedoch ihre Fortbewegung: Wie in Zeitlupe liefen sie, zumindest empfand er das so, aber es schien sich zu ändern, je länger er es beobachtete. Dann jedoch die Stimmen! Es war ein Gezische und Gefauche, als würden Schlangen sich durch die Lüfte winden! Dann hörte er Laute, die wie das Kreischen einer Eisensäge waren und förmlich die Luft zerschnitten. Dazwischen spitze Schreie, schrilles Geheul. Er hielt sich die Ohren zu!

Plötzlich befand er sich wieder in der Galerie neben dem Kind. „Furchtbar, fürchterlich!", stieß er schweißgebadet aus. „Was habe ich da nur erblickt?" „Sie wollten die Bilder jener sehen, die Ihnen Unrecht angetan haben. Es ist schon richtig: So wie Sie Leid anderen Menschen zugefügt haben, wurde Ihnen auch Schmerz von anderen bereitet. Und – löst das Ihr Problem? Geht es Ihnen dadurch besser? Sie taten einen Blick in die Vergangenheit, einen in die Zukunft, jetzt sind Sie wieder in der Gegenwart. Was nun?"

Kleine Mythe

Es war kein Traum und auch keine Erinnerung: Das Bild stand vor meinen geistigen Augen, als ich gerade am Einschlafen war und wäre ich Maler, so würde ich es zeichnen können, aber nicht in einem, nein, in vielen Bildern, etwa so:

Ich bin wieder in der elften Klasse im Englischunterricht, sitze neben einem Jungen, der mich nicht leiden kann; oberflächlich war es Neid. Der Lehrer hatte dies erkannt. Er war ein besonderer Lehrer, ein guter. Er hatte mir geraten, mich doch neben den Jungen zu setzen und mit ihm zusammen zu arbeiten. Vielleicht würde dann der Neid vergehen, wenn er sah, dass ich ihm nichts Böses wollte, und es nichts gab, wofür er mich hassen musste. Aber genau das Gegenteil geschah. Es war, als ob mit der Nähe der Hass auf mich zunahm. Vorher waren wir uns aus dem Weg gegangen, da intrigierte er aus der Ferne; jetzt hatte er keine

Scheu, direkt gegen mich vorzugehen. „Du meldest dich nicht", zischte er mir schon in der ersten Stunde zu. „Oder ich schlage dich nachher!"

Davon ließ ich mich nicht einschüchtern. Gerne hätte *ich* ihm Prügel verabreicht, aber es hatte sich nur nie Gelegenheit geboten. Wenn er aber anfing, und ich mich verteidigen musste, so wäre mir das sehr recht gewesen. Ich meldete mich also fleißiger als sonst!

Er griff mich nicht an. Aber sein Hass wuchs. In der nächsten Stunde sagte er böse: „Los, melde dich, du Lehrerliebling!"

Dabei war ich alles andere als ein solcher! Es traf mich, dass er dies nicht sehen wollte, da er mit mir ja noch andere Kurse besuchte. Kurioserweise änderte sich seine Einstellung auch nicht, wenn ich dort einmal einen Fehler machte. *Dies* sah er dann nicht. Dieser Kerl schikanierte mich permanent. Einmal sagte ich ihm sogar die Lösung vor, als er vom Lehrer aufgerufen worden war und nicht weiter wusste. Er dankte es mir jedoch keinesfalls. Noch einige Male

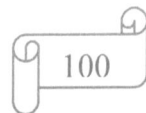

half ich ihm so, aber niemals wusste er es zu schätzen, sondern wurde nur noch zorniger und hasserfüllter auf mich. Bei anderen Gelegenheiten, wenn ich nicht dabei war, erzählte er die schlimmsten Geschichten über mich und verbreitete die haarsträubendsten Lügen, er ließ keine Gelegenheit aus, mich schlecht zu machen. So ging es ein ganzes Jahr.

Irgendwann geschah es dann, dass er nicht in die nächste Klasse versetzt wurde. Unsere Wege trennten sich, und ich dachte auch nicht mehr weiter an ihn, bis an diesen heutigen Tag, als ich erkannte, was mich an ihm wirklich gestört hatte.

Es war nicht sein Ärgern gewesen, auch seine Lügen und sein Neid hatten mich nicht wirklich verletzt. Das Persönliche spielte hier gar keine Rolle mehr, weitaus tragischer empfand ich, dass in ihm sich der Gegenwartstyp des Menschen verkörpert hatte: In seinem Fallen hatte er versucht mich mit hinabzuziehen. Es reichte nicht, dass *er* schlecht war, er musste es auch noch anderen verleiden gut zu sein und wollte, dass sie schlecht werden, genauso schlecht wie er oder besser noch schlechter. Und warum? Vielleicht weil er glaubte, sein Fallen bagatellisieren zu können, wenn neben ihm andere noch schneller fielen. Traurig stimmte mich dabei die Beobachtung, dass er durch *diesen* Versuch eine solche Fallgeschwindigkeit bekam, die kein anderer in seinem Umfeld erreichte.

Tragisch wurde mir diese Beobachtung durch die Tatsache, dass es gar nicht der Mangel an Begabung oder Fähigkeiten war, der ihn so werden ließ, sondern pure Faulheit.

Kräftemessen

Ein Bagger führte Ausgrabungsarbeiten durch. Es war noch nicht einmal ein besonders großer, er stand rechts an der Seite eines Hauses, seine zwei Stahlgelenke mit der Schaufel vorne hackten in das Erdreich und hoben Teile davon in den bereitstehenden Lastkraftwagen. Plötzlich sah ich meinen alten Physiklehrer, wie er vor unserer Schulkasse die Gesetze der Mechanik erklärte. Er wies auf die ungeheure Kraft dieser Maschine hin und brachte den Vergleich, wie viel Menschen wohl nötig wären, um denselben Aushub nur mengenmäßig zu vollbringen, womit aber immer noch ein beträchtlicher Zeitunterschied bestehen würde. Wollte man tatsächlich die Leistung der Maschine erreichen, so müssten viele Menschen beschäftigt werden.

Er rief begeistert: „Seht euch diese großartige Maschine ganz genau an! Wie dankbar müssen wir sein, dass es sie gibt. Ihre Kraft, ihre Leistung, sie ist so bewunderungswürdig, man möchte fast vor Ehrfurcht in den Boden versinken. Wäre es nicht schön, wenn der Mensch so viel leisten könnte? Aber das kann er nicht. An die Maschine wird er nie heranreichen, er wird niemals –!

„Aufhören!", rief ich in diesem Moment.

„Was ist?", fragte er irritiert.

„Nun", gab ich zu bedenken, „anfangs mochte sogar ich Ihnen wieder gerne zuhören, aber je weiter Sie sprachen, desto mehr wurde es unwissenschaftlich", an dieser Stelle machte ich eine Pause.

„Unwissenschaftlich?", rief er empört.

„Lassen Sie es mich erklären", begann ich, „Sie müssten erwähnen, woher die Kraft der Maschine kommt. Sie müssten sagen: Die Maschine selbst ist zusammengesetzt aus totem Material. Sie ist völlig leblos. Aus sich selbst heraus findet sie keinen Antrieb. Darin ist sie dem Menschen schon einmal unterlegen. Und wie wird diese tote Maschine nun in Bewegung gesetzt? Sie benötigt Kraftstoff. Aber aus was besteht

dieser? Was ist denn Öl oder Benzin? Es ist entstan-
den aus abgestorbenen Pflanzen und Tieren, die viele
Jahrmillionen lang unter enormen Druck zusammen-
gepresst wurden und sich dadurch umgewandelt haben. Dabei spielt die Sonnenenergie ebenfalls eine
Rolle. Ja, die Maschine hat gewaltige Kräfte, aber
diese sind tote Kräfte aus einstmals lebendigen."

„Und was wollen Sie damit sagen?", fragte mein Lehrer irritiert. „Wollen Sie damit etwa andeuten, wir sollen keine Maschinen benutzen?"

„Nein", entgegnete ich, „dann hätten Sie mich miss-
verstanden. Ich wollte einzig und allein auf die Ver-
schiedenheit der Kräfte hindeuten und zeigen, welch
ein Unterschied darin herrscht. Sie lobten die Maschinen und degradierten den Menschen, weil die Kraft
der Maschinen scheinbar so gewaltig und bewun-
dernswert ist –, ich hingegen finde die Kraft der Pflanzen, der Tiere, der Sonne viel bewundernswerter und
faszinierender."

„Und *das* soll wissenschaftlich sein?", lachte der Lehrer verständnislos. „Das ist sentimentaler Unsinn! Sie sind ein Träumer!"

„Ich will mich nicht mit Ihnen streiten", stellte ich richtig, „aber wenn Sie mich einen Träumer nennen, so sind Sie ein Tiefschlafender!"

Auferstehung

An einem dunstigem, feucht-kalten Frühlingsmorgen machte ich einen Spaziergang in der Frühe durch die Stadt hin zum Park. Üblicherweise war um diese Zeit dort nicht viel los, deshalb liebte ich es auch so sehr. Jetzt, wo die Natur in ihrer reinen Form war, keine Hektik, kein Lärm, die ersten Sonnstrahlen ließen das Tau auf den Grashälmchen glitzern, die Vögel zwitscherten und begrüßten den Vorgang auf ihre Weise. Mit einem Mal war dies jedoch alles verschwunden – nun, nicht direkt verschwunden, sondern für mich nicht mehr so wahrnehmbar, denn eine dunkle Wolke hatte sich vor die aufgehende Sonne geschoben. Es war dies für mich sehr bedeutend, denn in den letzten Wochen hatte ich mich intensiv mit der Wahrnehmung des Menschen beschäftigt. Die einen behaupteten, sie wäre rein subjektiv, andere sagten, sie wäre subjektiv mit der Möglichkeit zum Objektiven, wieder andere leugneten sogar ein Subjektives völlig.

Was bedeutete schon für die meisten die richtige Antwort? Nur ein Spiel der Begriffe –, so scheint es. In Wirklichkeit ging es hier ums Ganze. Es hing *alles* davon ab.

In diesem Moment wurde ich aus meinen Gedanken gerissen, und zwar so plötzlich, als hätte mir jemand einen Schlag gegen die Schulter versetzt. Ich hatte mich recht schnell wieder gefasst, und zu meinem Erstaunen merkte ich, dass ich so in Gedanken gewesen sein musste, dass ich gar nicht gemerkt hatte, wie ich den Weg weitergelaufen war. Ich stand nun neben einer großen Hecke, weiter links von mir befand sich ein eisernes Tor. Ich ging darauf zu, wobei ich von hinter der Hecke kommend ein leises Gemurmel und Geflüster vernahm. Da das Gebüsch hoch gewachsen war, konnte ich nicht ausmachen, wer da sprach. Ich lief also auf das Tor zu und schreckte, als ich davor stand, gleich zurück: Friedhof!

So stand es auf einem Schild, welches hoch oben angebracht war. Ein altes Schild, auch aus Eisen, rostig und an den Ecken verwittert. Ich schaute mich kurz

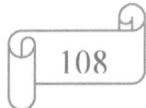

um, niemand außer mir war da, und dann schritt ich durch das Tor. Vor mir war ein kiesbestreuter Weg, der rechteckig nach links und rechts abzweigte, das berühmte Schachbrettmuster also, wie es bei den meisten Friedhöfen verwendet wird. Plötzlich hörte ich wieder das Geflüster! Der Totengräber? Der Pfarrer? Besucher?

Ich folgte der Stimme, genauer gesagt den Stimmen, denn obwohl nicht durcheinander geredet wurde, konnte ich unterschiedliche Nuancen ausmachen, helle Stimmen, dunkle Stimmen, leise Stimmen und etwas lautere. Ich folgte ihrem Klang. Es ging rechts und links und dann wieder rechts, geradeaus, rechts und endlich hatte ich den Ort gefunden, von dem die Stimmen kamen. Es war wirklich eine Beerdigung, wie ich erstaunt feststellte! Ein Loch war in der Erde ausgehoben, eine Gruppe stand darum, eine Schaufel wurde weitergegeben und etwas Sand in das Loch geworfen. Dabei sagte jeder etwas. Ohne aufzufallen stellte ich mich mit langsamen und leichten Bewegungen dazu, niemand schien mich zu bemerken.

Einer hatte nun die Schaufel in der Hand, er war in einen schwarzen Frack gekleidet, recht vornehm, aber altmodisch, den Zylinder tief ins Gesicht gezogen; eine heisere Stimme sprach: „Du hast dein Bestes gegeben, es hat nicht gereicht. Es sollte wohl nicht sein, trotzdem vergessen wir dich nicht. Not auf Not hast du ertragen, jetzt ward es dir zu viel, schlaf, schlaf tief und fest, wachst nicht mehr auf, die Schmerzen sind vorbei."

Er schaufelte eine mächtige Ladung Sand in das Loch und reichte die Schaufel weiter. Eine andere Gestalt, genauso altmodisch gekleidet, packte sie und rief krächzend: „Undank ist der Welten Lohn! Du hast so viel gegeben, selbstlos und ohne zu klagen, doch du wurdest nur ausgenutzt. Nehmen ohne zu geben, so ist es doch heute. Das wurde dir zum Verhängnis. Ruhe in Frieden!"

Wieder fiel Sand in das Loch, die Gestalt reichte die Schaufel weiter, nun einer Dame, die ein schwarzes Kleid trug, ein Schleier verdeckte ihr Gesicht, sie klagte: „Weh oh weh, die schlechten Menschen kennen kein Erbarmen! Es ist ja nicht nur, dass sie nehmen ohne zu geben, sie zerstören auch. Sie haben Freude am Zerstören. Ohne Sinn, nur mit Verstand wird da gehandelt. Rücksicht und Anteilnahme kennen sie nicht. Die Welt ist ein elendiger Ort, von Hohn, Gier und Gewalt begraben!"

„Die Menschen sind an allem selbst schuld!", rief auf einmal einer, und ich wendete den Kopf. Eine hagere Gestalt war nun an der Reihe. „Sie sind schlechte Kreaturen. Sie beuten nur aus, vernichten sich gegenseitig, haben kein Ehrgefühl, manchmal wäre es besser, es gäbe sie nicht, dann wären wir heute hier nicht versammelt. Ich finde überhaupt nichts Gutes. Nur Verfall hängt ihnen an, nur Dekadenz. Ist das nicht traurig?"

Eine große Ladung Dreck wurde von ihm in das Loch gestoßen! Nächste Person.

„Ein jeder Mensch schaufelt mit an diesem Grab, so muss man es schon ausdrücken. Und weil die Menschen so schlecht sind, ist dieser Friedhof so groß.

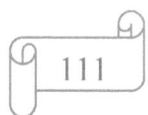

Und wir, wir haben die undankbare Aufgabe die Grabreden zu halten. Wir machen es, weil es nötig ist und kein anderer macht. Aber verantwortlich dafür sind andere. Der Grund ist nicht bei uns zu suchen! Wir erledigen nur unsere Aufgabe, wir könnten auch anderes tun."

Er war fertig: Große Ladung Dreck. Schaufel nach links. Nächster.

„In all der Zeit, in der ich hier schon dabei bin, höre ich nur Schlechtes und denke mir: Kann es denn sein? Sind denn wirklich alle so? Und ich muss aus Erfahrung leider zugeben: Ja. Alles ist schlecht. Alles ist wertlos. Und so habe ich wenigstens eine Hoffnung: Mit jedem Grab, das wir begleiten, nähern wir uns dem Ende. Jedes Grab bringt uns einen Schritt vorwärts, dass hier wirklich einmal alles vorbei ist. Und wenn das erreicht ist, dann können wir endlich zeigen, worauf es ankommt."

Ein riesiger Haufen Dreck. Schaufel nach links. Der Nächste.

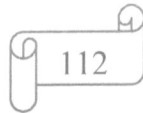

„Sehen wir es als Experiment. Das Schlechte ist dabei herausgekommen, also ist das Experiment gescheitert. Der Tod ist zugleich ein Neuanfang. Dies muss immer bedacht werden. Und so ist es auch bei diesem Toten hier. Sein Tod ist zugleich unser Neuanfang. Wir werden ihn nicht vergessen."

Dreck. Schaufel. Nächster.

Nun war das Grab fast völlig mit Erde bedeckt. Da stieß mich jemand hart in die Seite. Ich erblickte eine Schaufel, die mir hingehalten wurde. Ich? Ja, jetzt war ich an der Reihe, in der Tat, alle hatten schon geschaufelt und gesprochen, und ich stand ja auch noch da. Ich nahm die Schaufel und schaute mich um.

„Was soll ich sagen?", fragte ich verzagt.

„Ah, ein Neuer, er ist noch nicht lange da", rief jemand freundlich.

„Wirklich, ein neues Gesicht", pflichtete ihm ein anderer bei.

„Da kann er sich ja gleich bewähren und das Grab vollends zuschaufeln! Welche Ehre!"

„Sieh, teurer Freund", sagte nun eine Gestalt mir gegenüber, „wir bestatten hier einen Toten, der sehr schlecht von seinen Mitmenschen behandelt worden ist. Wir wollen keine falschen Aussagen machen und so tun, als wäre er gut gestorben. Wir wollen Ehrlichkeit und Aufrichtigkeit. Also sagen wir klar heraus, wie schlecht es ihm ergangen ist. Du weißt ja sicherlich selbst, wie schlecht Menschen sein können. Erzähle uns von deiner Erfahrung. Die größte Ehre, die wir dem Toten erweisen können, ist, nicht die Augen vor der Wirklichkeit zu verschließen, sondern die Dinge so zu sagen, wie sie sind. Also, fange an, wir hören!"

Unter ihren bohrenden Blicken stieg in mir auf einmal Hass auf. Ich weiß gar nicht, woher er kam, sonst war ich kein Mensch, der starke Hassgefühle hatte, aber mit einem Mal waren sie da!

„Ich weiß, was du meinst", sagte ich unvermittelt, „ich kenne die Menschen auch. Diese Möchtegernguten, die sich einbilden, stets fair und gerecht zu sein,

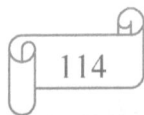

und dabei nur nach Willkür und Gutdünken handeln.

Jene eingebildeten Moralapostel, die anderen gute Ratschläge erteilen und sich selbst nicht daran halten.

Sie spielen sich auf, als wären sie die Weisen und Guten der Welt, dabei sind sie selbst die verkommensten und dekadentesten! Ich sehe sie genau, diese Neunmalklugen und Besserwisser, aber wenn man ihnen wirklich einmal nur einen Funken Wahrheit sagt, dann sind sie beleidigt. Es gibt ja nichts Schlimmeres, als wenn jemand behauptet: Du kannst mir alles sagen, ich vertrage schon die Wahrheit!

Das Gegenteil ist wahr, in Wirklichkeit spricht er: Sag mir bloß nichts von der Wahrheit, ich will sie gar nicht hören! Denn ich kenne sie genau und will sie nicht mehr wissen. Sagst du sie mir aber doch, dann erzeugst du mir große Unlust, und dafür werde ich dir ordentlich eins verpassen!"

Andächtig hörte mir die Menge zu.

„Der ist ja unglaublich!", raunte einer.

„Und der soll neu hier sein?", konnte es ein anderer gar nicht glauben.

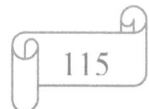

„Ein Berufsprediger!", staunte der nächste.

„Er spricht so wahr, so wahr!", jauchzte eine andere.

Ich hingegen wunderte mich, dass die Schaufel, welche ich die ganze Zeit über in der Hand gehalten hatte, plötzlich mit Dreck gefüllt war.

„Weiter, erzähle uns mehr!", forderte mich eine Gestalt auf.

„Ja, unbedingt weiter!", ermunterte mich auch ihre Nachbarin.

„Ja, ich sage im Grunde nichts, was nicht jeder weiß: Die Menschen belügen und betrügen sich selbst aus lauter Eitelkeit! Sie sind so egoistisch, dass man es oft nicht glauben mag. Und in diesen Momenten fragt man sich: Wie soll das weitergehen? Wird sich die Menschheit nicht eines Tages selbst zerstören? Warum bessert sie sich nicht? Warum wehrt sich niemand gegen den Verfall? Und wenn man es selbst versucht, dann erlebt man erst sein blaues Wunder! Man meint, die Menschheit würde es einem danken, wenn wenigstens einer gut sein will, aber es ist wirklich so, dass sie einen dafür hasst. Die Menschen können solch einen Mitmenschen nicht leiden, weil er sie auf ihre Unzulänglichkeiten aufmerksam macht. Sie wollen ihn nicht hören, nicht sehen, nichts von ihm wissen. Er wird schon zu Lebzeiten ein Toter. Lebendig begraben im Wissen um das Schlechte der Welt und die Möglichkeit des Guten, die von keinem genutzt wird. Denn er gibt es auch bald auf, weil er doch sieht: Was kann ein Einzelner ausrichten? Und dann beginnt auch er die Welt zu hassen, denn er denkt, sie verdient das Gute nicht!"

„Bravo!", rief einer und klatschte begeistert in die Hände. Gerade als die anderen einstimmen wollten, geschah etwas höchst Merkwürdiges: Aus dem Grab ertönte ein langgezogenes Stöhnen, so als wäre jemand ungeheure Schmerzen zugefügt worden. Mir ging der Schrei durch Mark und Bein.

„Wie? Was ist?", rief ich zitternd. „Ist er etwa noch nicht tot, der Tote da unten?"

„Ach", winkte einer der Anwesenden ab, „doch schon, so gut wie."

„Da war sowieso nichts mehr zu machen", bestätigte eine andere.

„Wirf schnell deine Schaufel drauf, dann ist Schluss!", riet mir der nächste.

Ich sah auf meine Schaufel und erschrak. Sie war größer geworden und der Dreck darauf auch! Wieder ertönte das langgezogene Stöhnen. Unruhe kam bei den Umherstehenden auf.

„Los, mach endlich", zischte einer und deutete auf das Grab.

„Worauf wartest du denn noch?", drängte eine andere.

„Jetzt wirf schon drauf", fauchte die nächste.

Aber ich zögerte plötzlich. Wieso wurde hier jemand beerdigt, der offensichtlich noch gar nicht richtig tot war? Und wieso würde er sterben, wenn ich meine Schaufel auf das Grab werfen würde? War ich also

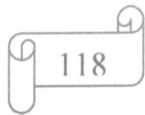

auch ein Totengräber? Aber was hatte ich mit dem Ganzen hier überhaupt zu tun? War ich nicht hierhergekommen als Unbeteiligter? Und jetzt spielte ich die Hauptrolle? Wie war das möglich? Hing hier also alles von mir ab?

„Ich glaube, ich muss einiges klarstellen und noch etwas sagen", begann ich langsam. Die Anwesenden wischten sich über die Gesichter, Spannung lag in der Luft. „Was ich sagte, war nicht falsch", ein Aufatmen ging durch die Menge. Die Unruhe von eben glättete sich. „Aber es war auch nicht ganz richtig."
Ein Ruck ging durch die Versammelten. „Ja", sagte ich, „denn jener Mensch, von dem ich erzählte, der Gutes tun will und von den anderen Menschen abgeblockt wird, er ist gar nicht so gut, wie ich es dargestellt habe. Denn er tut ja eigentlich das Gute nicht um das Gute, sondern nur um seiner selbst willen. Er will dafür von den Menschen geliebt werden. Es ist im Grunde nur ein perfiderer Egoismus als der, den die übrigen Menschen haben. Ist es somit ungerecht,

wenn sie ihn meiden? Ist er nicht noch schlimmer als sie?"

Während ich dies sprach, wurde auf einmal Dreck aus dem Grab in die Luft geschleudert. Die Menge prallte zurück.

„Wollte er wirklich Gutes tun", so fuhr ich fort, „er würde nichts fordern dafür! Ihm wäre gar nicht daran gelegen, dass die Menschen ihn beachten oder gar lieben, denn er tut es schon für sie, aber ohne einen Lohn dafür einfordern zu wollen. Denn er weiß: Dieser Lohn wird indirekt einstmals kommen, wenn ich dazu beigetragen habe, dass die Welt ein Stück weit besser geworden ist, als sie geworden wäre, wenn ich das Schlechte getan hätte. Und in einer Welt, die weniger schlecht ist, als sie sein könnte, in einer guten Welt also, werden auch bessere Menschen leben als in einer Welt, die eben schlechter ist. Und wenn ich dereinst wieder auf die Erde zurückkomme, dann treffe ich dort bessere Menschen an als jetzt, wenn ich die Welt selbst nicht mit verschlechtert habe."

Wieder wurde Dreck aus dem Grabe herausgeschleudert. Ein goldener Klang ertönte.

„Dass es das Schlechte auf der Welt gibt, will ich nicht abstreiten", fuhr ich fort, „aber es gibt auch das Gute. Und wenn die Menschen das Schlechte tun, so heißt dies nicht, dass sie es tun müssen oder nur dieses tun können. Sie wollen es dann eben. Das müssen jedoch diese Menschen mit sich ausmachen. Es ist jedenfalls falsch zu behaupten, dass die Welt schlecht ist und deshalb nur das Schlechte getan werden kann. Ich weiß jetzt: Der Mensch hat die Wahl zwischen dem Guten und dem Bösen, und er kann das Gute tun. Und wenn er es tut, dann aus Liebe und Freiheit. Es ist sein freier Entschluss aus Liebe zu den Menschen. Wer das Schlechte tut, wählt ebenfalls frei, aber nicht mehr aus Liebe, höchstens aus Liebe zu sich selbst, aber dies ist Egoismus.

Und so wird mir jetzt ganz klar: Gutes tun heißt aus Freiheit lieben! Und das will ich! Und die Flügel jener liebenden Freiheit oder freiheitlichen Liebe sind Mitleid und Gewissen. Sie sind der Garant dafür, auf dem rechten Weg zu bleiben. Und das will ich!"

Als ich so fertig gesprochen hatte, war ein goldener Sphärenklang zu vernehmen und eine kleine Sonne stieg aus dem Grab auf und wurde immer größer und größer. Ihr Licht, das auf die Umstehenden fiel, ließ mich diese erst erkennen, denn sie zerfielen zu Staub, es waren nämlich selbst – Tote!

Die Sonne stieg immer höher und höher, bis sie ganz oben am Himmel glänzte und ihr Licht und ihre Wärme auf alle und alles herabströmen ließ. So glücklich wie ich nun war, öffnete ich die Augen und bemerkte, wie ich auf der Parkbank eingeschlafen war. Die Sonne stand hoch am Himmel.

Die Gunst des Augenblicks

Der Schriftsteller betrat das Podium, setzte sich auf den Stuhl vor dem Tisch und zog ein Buch hervor, dessen Titel er sichtbar nach vorne hielt: Die Kunst des Augenblicks!

„Ich will Ihnen heute, bevor ich mit der eigentlichen Lesung beginne, etwas vom Entstehen meiner Geschichten, insbesondere einer ganz bestimmten, erzählen", sagte er in ruhigem Tone. „Sie erhalten somit das, was man gerne als »Einblick in die Werkstatt des Autors« bezeichnet, gleichsam einen Augenblick im Leben des Künstlers, und ich will dies nutzen in der Hoffnung, wirklich einmal etwas anderes zu erreichen, als was landläufig damit assoziiert wird, nämlich nicht einfach einen Einblick, sondern das volle Verständnis meines Textes, indem ich Sie in diesem Augenblick gleichsam in den Entstehungsprozess mit einbeziehe. Ich darf also spätestens ab jetzt um Ihre volle Aufmerksamkeit, sofern nicht bereits vorhanden, bitten:

Wie Sie vielleicht wissen, schreibe ich meine Geschichten stets so, dass ich zumindest in groben Zügen ein Bild von ihr vor meinem inneren Auge habe. Obwohl ich kein Maler bin, gehe ich diesen Weg und besitze so ein Bild der Idee, die ich vorher gesucht und gleichsam *entwickelt* habe. Das Bild versuche ich dann so in Worte zu kleiden, dass derjenige, der sie liest, zumindest ein ähnliches Bild erhält, womit er zu der Idee, die ja mein Ausgangspunkt war, vorstoßen kann. Das ist es, was ich einmal ganz klar vor Sie hinstellen möchte!

Bei der letzten Geschichte, die ich schrieb, ist mir Folgendes passiert: Ich wusste genau, wie ich vorgehen würde, und als ich fertig war, wollte ich den Text abspeichern, wobei ich leider nur einen viertelvollen Akku im Computer hatte, der just in dem Moment der Fertigstellung aus- und die Geschichte damit verloren ging. Sie können sich sicherlich vorstellen, wie ärgerlich das war! Ich wusste nicht genau, ob ich die Geschichte aus dem Gedächtnis reproduzieren sollte, irgendetwas hielt mich davon ab. Mit einem Mal ging mir auf, dass dies nicht unbedingt das Beste war, denn nun bot sich mir die Gelegenheit, einen Stoff, den ich bereits einmal verwendet habe, noch einmal zu verwenden –, aber ohne dass es jemand vergleichen konnte! Denn die alte Geschichte war ja fort; scheinbar, denn für mich existierte sie weiter, ich hatte sie ja geschrieben. Und so konnte ich mit ihr arbeiten und sie bewerten. Ich kam zu dem Schluss, dass es eine gute Geschichte war, ich sie aber nicht noch einmal aufschreiben, sondern stattdessen verändern würde. Wie gesagt, die Hauptidee sollte gleich bleiben, um die ging es mir ja von Anfang an, nur die Form würde ich anders gestalten.

Interessant für Sie ist nun die Tatsache, dass jene Version von einem Schriftsteller handelte, der während einer Lesung nicht seine Geschichten vortragen wollte, sondern Zeilen eines anderen Schriftstellers, die so prägnant waren und ihm am Herzen lagen, dass er den Versuch wagen wollte, diese zur Grundlage seiner Lesung zu machen.

Wie ging der Schriftsteller dazu vor? Er hielt eine schöne Einleitung, er führte aus, was der andere Dichter für ihn bedeutete, wie er Pate für viele seiner eigenen Geschichten gestanden hatte und noch immer stand; dann verwies der Schriftsteller auf die Zustände in Kultur und Gesellschaft, brachte die schönsten Beispiele –, schön im Sinne von passend für das, worauf er hinweisen wollte, nämlich die zunehmende Verrohung, den Verfall und die Dekadenz. Und als der Schriftsteller das alles schön – jetzt aber im eigentlichen Sinne des Wortes – vorgetragen hatte, las er einige Worte seines Lieblingsdichters vor und damit war an dieser Stelle meine Geschichte ursprünglich fast zu Ende, welches ich so konzipiert hatte, dass das Publikum weit weg gerückt war, ja auf einem anderen Planeten zu sein schien, und der Schriftsteller ganz alleine da saß. Er war darüber höchst traurig, denn das Ganze war für ihn ein Versuch gewesen; er wollte die Menschen auf eine Brücke hinweisen, die bestand und deren Wegweiser er sein konnte. Er konnte sagen: Seht, dort steht eine Brücke. Gehen müsst ihr selbst, aber zeigen kann ich sie euch doch!

Und der Schriftsteller, so endete dann meine Geschichte, war betrübt, weil er noch nicht einmal Wegweiser sein durfte, denn das Publikum war fort. Und dann plötzlich kam ein Zuhörer zurück! Er rief dem Schriftsteller zu: „Ich habe es mir überlegt, ich werde das, was Sie gesagt haben, prüfen! Ich werde mir diese Brücke ansehen, vielleicht einmal einen Fuß darauf setzen. In jedem Falle werde ich prüfen, ob das, was Sie sagten, mich für das Leben tüchtiger macht, ob ich den Menschen verständnisvoller entgegentrete, ob ich meine Frau und meine Kinder mehr liebe. *Daran* will ich Sie und was Sie sagten messen!"
Darüber war der Schriftsteller glücklich, denn nun wusste er: sein Werk war nicht umsonst, wenn es einen Menschen besser machte, als er vorher war. Nur *einen* Menschen. Und so war er sich sicher: Seine Lesung war ein voller Erfolg gewesen!

Damit, exakt mit diesem Satz, hatte ich meine Geschichte beendet, und als ich mich hinsetzte, um sie neu zu schreiben – denn neu schreiben wollte ich sie, dafür war die Idee zu gut – wählte ich eine andere Form. Ich wählte jene Form, in der sie sich gegenwärtig befindet. Und in diesem Augenblick, durch jene besondere Konstellation, war es möglich, dass das Publikum auf der Bühne folgende Wesenheit sah: Eine knöcherne Gestalt mit knotigen Gelenken, spitzen Kanten und Ecken, fast nur Skelett, dafür die Knochen dicker als sonst, das Gesicht spitz zusammenlaufend, schlitzartige Augen und einem höhnisch grinsenden Mund. Das Publikum erschrak, die Gestalt verschwand mit einem Fluch, der Schriftsteller lächelte gütig.

„Ich hoffe, es war nicht zu viel für Sie", verbeugte er sich leicht, „die Aufgabe des Schriftstellers ist eben, die Wahrheit zu sagen, und heute haben Sie einmal Gelegenheit gehabt, sie sogar zu sehen. Wann immer Sie Ihren Mitmenschen schaden, aus Gier und Hass,

Neid und Missgunst jemanden verletzen oder die wirklichen Zusammenhänge ableugnen und verdrehen, denken Sie bitte in Zukunft daran: Jene Gestalt dort, die Sie eben ausnahmsweise einmal so sehen konnten, freut sich darüber gewaltig!

Und Sie können ihr überhaupt keine größere Freude machen, wenn Sie gleich aufstehen und sich sagen: Meine Güte, was war das für ein Unsinn, den wir da gehört haben! Dieser Schriftsteller ist merkwürdig, man weiß gar nicht, was er einem sagen will. Er ist kein Träumer, kein Phantast, kein Romantiker, er ist merkwürdig. Man sollte ihn meiden, ihm aus dem Weg gehen. Er hat einen schlechten Stil. Seine Bücher sind nichts wert und völlig unverständlich.

Wenn Sie das fühlen, dann weiß ich: Meine Lesung war ein voller Erfolg gewesen!"

Judas Ischariot

„Herr", so sprach Judas Ischariot gramvoll, „du vollbringst Wunder und verkündest die Worte Gottes, aber ich sehe, dass es nicht genügt, die Menschen zu bekehren. Es ist, als würdest du millionenfach säen und nur wenige kümmerliche Pflänzchen keimen auf. Die Erde muss aber als Ganzes aufblühen und vom Bösen befreit werden! Wäre es daher nicht besser, ein Wunder von großem Ausmaß zu vollbringen? So groß, dass jeder sofort die Macht deiner Wahrheit spürt?"

„Ich bin das Brot des Lebens. Wer zu mir kommt, den wird nicht hungern; und wer an mich glaubt, den wird nimmermehr dürsten. "

„Aber die Menschen kommen nicht und sie glauben nicht!", ereiferte sich Judas. „Es sind zu wenige. Ist es nicht aber deine Mission, dass alle Menschen den

Sohn Gottes erkennen? Wäre es also nicht besser, du würdest mit einem Wink deiner Hand und einem mächtigen Wort allen Menschen die Augen öffnen, auf dass sie sehen?"

„Denn ich bin vom Himmel gekommen, nicht, dass ich meinen Willen tue, sondern den Willen des, der mich gesandt hat."

„Aber ist es nicht Gottes Wille, dass die Menschen ihn erkennen und das Böse verachten? Und da du Gottes Sohn bist –, ist es da nicht auch dein Wille? Müsstest du also nicht zweierlei tun: Einmal *allen* Menschen die Augen öffnen und zweitens das Böse mit einer weiteren Anwendung deiner Macht – der Macht Gottes – aus dieser Welt verbannen? Denn – verzeih mir diese harten Worte, o Herr! – wenn du so handelst wie bisher, dann werden wir die Menschen nicht für unser Werk, das Werk Gottes, gewinnen! Wir erreichen einfach zu wenige. Und ich befürchte, dass dann die Welt dem Bösen preisgegeben wird. Sieh doch überall die

Verrohung, das Schlechte und Verkommene! Du musst jetzt handeln, ob du willst oder nicht, denn die Zeit ist gekommen, die Macht Gottes den Menschen zu zeigen!"

„Ich bin das Licht der Welt; wer mir nachfolgt, der wird nicht wandeln in der Finsternis, sondern wird das Licht des Lebens haben. "

„Ja, ich verstehe", rief Judas verzweifelt, „ich verstehe dich, ich verstehe das alles, aber trotzdem erkenne ich, dass es unzulänglich gegenüber den Zuständen dieser Welt ist. Wir können nicht länger warten, wir können nicht hoffen, nicht vertrauen, die Gefahr ist viel zu groß, denn das Böse lauert überall und ist zum Sieg gewappnet. Die Angriffe dauern schon so lange, der Mensch wankt, er kann fallen, und dann ist alles vorbei. Dies darf nicht geschehen! Dies kann nicht Gottes Wille sein! Du, als sein Sohn, du musst die Welt und die Menschen retten! Bei deiner Macht, die so unendlich groß ist, ist es für dich nicht schwer, deine Feinde zu besiegen! Du hast schon oft gezeigt, wie gewaltig du über Leben und Tod herrschst! Fege also unsere Feinde hinfort! Noch heute! Dann ist das Himmelreich Gottes auf Erden gekommen und das Paradies wieder da!"

„Mein Reich ist nicht von dieser Welt!"

Judas umarmte ihn, küsste ihn und das war das Zeichen für die Soldaten Christus zu verhaften und seiner Hinrichtung zuzuführen.

Die goldene Mitte

Auf einer Bilderausstellung traf ich, wie es der Zufall so wollte, eine ehemalige Mitschülerin aus alten Gymnasialzeiten. Sie war ganz erstaunt mich hier zu sehen und blickte mich mit großen Augen an.

„Du?", fragte sie, wobei sie es sehr stark betonte. „Du hier?" Jetzt lag die Betonung auf dem zweiten Wort. „Das ist aber schön!", rief sie aus. „Früher konntest du Kunst nicht leiden! Und jetzt treffe ich dich ausgerechnet auf einer Kunstausstellung wieder! Das überrascht mich wirklich, es geschehen noch Zeichen und Wunder."

Jovial hakte sie sich bei mir ein, noch ehe ich ihr erklären konnte, dass sie damals gar nicht mich, sondern ein Phantom von mir getroffen hatte, und ich es für angebracht hielt, dass sie mit diesem und nicht mit mir weitergehen sollte. Denn immerhin war die Person, die sie geschildert hatte, gar nicht ich gewesen! Ich hatte mich nämlich schon immer für Kunst interessiert. Und wenn sie nun das Gegenteil behauptete, ja sogar überzeugt davon war, so konnte sie damit gar nicht mich meinen, sondern einen anderen, einen, dem sie ihre Vorstellung aufgedrückt hatte, aber nicht – mich.

„Komm, die Gelegenheit ist günstig", lachte sie freudig, „Schau hier, sieh einmal!" Sie zog mich zu einem Bild, das völlig primitiv gestaltet war. Es war eine Aneinanderreihung von Zeichen, völlig willkürlich, ohne Harmonie im Ganzen, und ich wurde das Gefühl nicht los, der Maler hatte dies *nicht* absichtlich gemacht. In ihm waltete tatsächlich das Chaos, und er hatte es nur zu Papier gebracht. Eine schwache Leistung, nein –, ein hervorragendes Werk, wie mir meine Begleiterin euphorisch versicherte.

Ich sollte dorthin schauen, ja, dort hin, nein, nicht zu lange, jetzt wieder hinüber, und dabei sollte ich achten, genau darauf achten, auf das Gefühl nämlich, welches aufsteigt, es steigt nichts auf? Nun, das ist ja auch schon Kunst, wenn nichts geschieht, das muss man auch erst einmal können! Die Leere im Betrachter! Das Zurückwerfen aufs eigene Ich, das Sich-Besinnen, das ist gewollt, das ist vieldeutig, gerade *das* macht den Wert aus, dass gerade jeder etwas Individuelles darin sehen kann!

Wie konnte ich sie bloß loswerden? Jetzt näherten wir uns auch noch meinem Lieblingsbild! Es stellte den Menschen mit ausgebreiteten Armen und gegrätschten Beinen dar, wobei ein Kreis und ein Rechteck um ihn herum gezogen waren.

Mir grauste bereits jetzt vor dem, was kommen würde.

„Das hat etwas mit dem Goldenen Schnitt zu tun! Weißt du, was das ist?"

Es folgte ein Wortschwall, den ich gar nicht wiederzugeben vermochte. In diesem Moment überlegte ich, was Kunst für mich bedeutete. Ich stellte mir den Menschen vor, wie er dastand und sich zwei Kräften ausgesetzt sieht. Die eine Kraft will ihn verführen und dazu bringen, die anderen Menschen herabzusetzen.

Es ist der Hochmut und die Eitelkeit sich für etwas Besseres zu halten als man ist. Der Glaube, die anderen Menschen nicht nötig zu haben, in ihnen einen Hemmschuh für das eigene Fortkommen zu sehen, war eine Offenbarung jener destruktiven Kraft. Es gab aber noch eine zweite.

Sie zeigte sich in einem enormen Zerstörungstrieb. Ein solcher Mensch will gar nichts wissen von Ethik, Gerechtigkeit und Liebe. Das sind ihm alles Phrasen. Er glaubt nur im Hier und Jetzt zu leben, nur das als wirklich anzuerkennen, was er mit Händen greifen und fassen kann. Es gilt das Leben (und man lebt schließlich nur einmal!) auszukosten, denn danach kommt Nichts.

Diese zwei Kräfte sah ich auf den Menschen einwirken. Die eine löste ihn nach oben immer weiter auf, die anderen schmiedete ihn immer fester an die Erde, so dass er mit ihr verwuchs. Aber – so fragte ich mich – war *das* denn noch der Mensch?

Und ich versuchte mir ein Bild des Menschen vorzustellen, der beide Kräfte neutralisiert hatte und ganz Mensch war. Dieses Bild befreite und stärkte mich. Ein solches Bild ist zugleich ein Lichtspender. Dieses Bild hätte ich „Goldene Mitte" genannt.

„Was ist?", stupste mich meine Begleiterin an. „Du hörst mir gar nicht zu oder?"

Dann lachte sie. „Ich kann verstehen, dass du damit nichts anfangen kannst. Naja, vielleicht irgendwann mal. Jeder entwickelt sich ja weiter."

Ja, dachte ich in diesem Moment. Jeder hat die Möglichkeit sich weiter zu entwickeln. Und da sah ich sie an. Sie verstand mich nicht. Ich verstand sie, aber sie dachte, ich würde es nicht. Konnte ich sie überzeugen? Wohl kaum. Sollte ich sie bemitleiden? Warum? Ihr Weg war ja nicht falsch. Sollte ich sie verachten? Weswegen? Sie entwickelte sich ja. Und was gibt es Schöneres als einen Menschen, der sich bemüht, die Wahrheit zu erkennen? Und wenn er dabei noch so oft irrt, so ist sein Streben doch ein rechter Drang, der ihn sicher führen wird. Dessen war und bin ich mir sicher und das hält mich aufrecht und lässt die Liebe in mir nicht ersterben.

„Hast du noch Lust einen Kaffee mit trinken zu gehen?" Erstaunt sah sie mich an und nickte. Das hatte sie nun wirklich nicht erwartet.

Anhang

Das Sternhaus

Einer alten Landkarte gemäß hatte ich mir meinen Weg vorwärts gebahnt und stand nun auf einer kleinen Anhöhe, von der aus ich aber doch den größten Teil des mich umgebenden Landes überblicken konnte. Was mich an der völligen Rundschau hinderte war zum Einen der Dunst und Nebel, der von der einen Seite (ich vermutete dort eine Industriestadt) herüberwehte, und zum Anderen die tiefe Dunkelheit, die mich umgab, denn es war Nacht. Allerdings konnte ich in der Ferne, dort wo Himmel und Erde miteinander verschmolzen, ein Leuchten ausmachen. War es ein Stern? Ich erkannte die Umrisse eines Hauses. Eine Burg, ein Schloss? Ich wollte der Erscheinung nichts aufzwängen, was ihr nicht anpasste, so blieb ich denn bei „Haus" und schon stieg in mir ein Bild auf, nämlich dasjenige, als ich selbst diese Reise begonnen hatte –, da hatte ich dieses Haus schon einmal gesehen. War es wirklich das Gleiche? Wann überhaupt war ich losgewandert? Ach, es musste lange schon her sein, denn ich konnte mich gar nicht mehr richtig erinnern. Aber die Landkarte in meiner Hand gab mir Sicherheit, mit ihr würde ich mich nicht verirren. Ich hielt sie nah an mein Gesicht und entdeckte auf ihr ein Leuchten wie von einem Stern herrührend. Dieser Punkt auf der Karte, das war mir ganz klar, entsprach jenem dort drüben, den ich von meiner Anhöhe aus sah. Dahin wollte ich und so wanderte ich weiter, d.h. ich wartete noch einen Moment, denn zu meinem Erstaunen bemerkte ich unzählige Irrlichter, die sich plötzlich gebildet hatten und um mich herum flackerten. Diese Phänomene, so wusste ich aber, tauchten nur in der Nähe von Mooren und Sumpflandschaften auf; ich verspürte keine Lust, mich im Schlamm zu verlaufen und im Morast zu versinken. Also blieb mir nichts anderes übrig, als zu warten. Ich setzte mich auf einen Stein und schaute dem Treiben der Irrlichter zu. Eines trat aus dem Reigen heraus und umflirrte mich. Es brannte relativ ruhig und so fragte ich mich, ob man es da überhaupt noch Irrlicht nennen durfte?

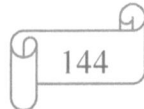

Mein Blick fiel auf die anderen, viel unruhigeren Lichter. Tatsächlich: Wenn ein Irrlicht ruhig brannte, machte das einen harmonischen Eindruck. Und mit einem Mal geschah etwas, von dem ich nicht sagen kann, wie es passierte, aber ein mächtiger Feuerstrahl – gebildet aus mehreren (oder allen?) Irrlichtern – schoss auf mich zu, traf mich aber nicht direkt, sondern meine Landkarte, die ich in der Hand hielt, und versengte sie völlig. Noch im selben Augenblick überfiel mich panische Angst, wobei ich nicht sagen konnte, ob sie daraus resultierte, diesen Angriff nur knapp überlebt oder mein wichtigstes Orientierungsmittel verloren zu haben. Wie sollte ich jemals meinen Weg finden? Die Irrlichter umschwirrten mich wie wild und ähnelten Blitzen, die sich in meiner Richtung entluden. Wo war denn mein kleines Licht? Da sah ich es, wie armselig brannte es, es flackerte erbärmlich, gleich war es aus, was sollte ich tun, was konnte ich noch tun? Eine grenzenlose Angst stieg in mir auf, doch da hörte ich eine Stimme sagen: „Fürchte dich nicht, ich bin ja bei dir!" Eine dunkle Gestalt, kaum mehr als in ihren Umrissen zu erkennen, näherte sich mir und schluckte ein Irrlicht nach dem anderen. Doch seltsam: Eigentlich hatte ich erwartet, dass sein Bauch davon erglühte, doch es blieb dunkel oder genauer gesagt, es wurde noch dunkler, denn Licht hatten jene Irrlichter ja durchaus ausgestrahlt. Wie machte es der Mann überhaupt, sie in sich aufzusaugen? „Halt", rief ich da und deutete auf mein kleines Irrlicht, „jenes dort nicht!"

„Was?", rief er da mit donnernder Stimme. „Du wagst es, mir gebieten zu wollen, du Wicht!"

„Kein Gebot, eine Bitte mehr", stotterte ich. „Es gefällt mir so das Lichtlein, nimm es bitte nicht fort."

„Ich mag keine Bettelei", ärgerte sich die Gestalt. „Aber ich lasse dir das armselige Licht, wenn du es so willst."

Ich beobachtete weiter, wie er die Lichter in sich einsaugte und konnte mir nicht erklären, warum er das tat. Vor allem, weil ich nun sah, dass aus dem Boden wieder neue Irrlichter hervorwuchsen, es offensinnig nutzlos war, sie auslöschen zu wollen. „Da entstehen fortwährend neue Lichter", sagte ich.

Verärgert hielt die Gestalt inne und schimpfte: „Ich weiß, ich weiß es selbst! Aber irgendwann ist Schluss damit."

„Und deshalb machen Sie weiter? Haben Sie nie das Gefühl, es könnte umsonst sein?"

„Ich verliere niemals!", sagte er da barsch. „Und mit jedem Licht werde ich stärker. Wie könnte ich da glauben, dass es umsonst wäre? Da sieht man wieder einmal, wie dumm ihr seid!"

„Wer ist »ihr«?", fragte ich erstaunt.

Er grinste hämisch: „Wer ist der Narr: Derjenige, der seine Arbeit tut oder derjenige, der sich in ein Gebiet vorwagt und sich dann nicht zurechtfindet?"

Mit einem Mal verspürte ich wieder diese Angst in mir. Nein, sie war die ganze Zeit über anwesend gewesen, aber ich hatte sie nur vergessen. Überhaupt bemerkte ich mit einem Mal ein Nachlassen meiner Erinnerungskräfte: Wo war ich hier? Wieso war ich an diesem Ort?

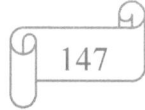

„Es ist immer das Gleiche", sagte die Gestalt, „erst verlauft ihr euch und dann soll ich euch herausführen und dann dankt ihr es mir nicht."

„Sie kennen den Weg?", fragte ich.

„Ich weiß ihn. Aber er ist gefährlich."

„Wohin will ich denn?"

„Zu jenem Haus dort!" Er wies mit der Hand hinter mich und ich drehte mich um: Ich erkannte ein mächtiges Schloss in der Ferne auf einem hohen Berg. Ich traute meinen Augen kaum und überlegte kurz: War das Schloss schon vorher dort gewesen? Ich drehte mich wieder zu der Gestalt und versuchte, an ihr vorbei zu sehen: Hinter ihr, da war doch ein Haus gewesen, ein Stern –, aber jetzt war mir die Sicht völlig versperrt; die Gestalt war in ihrer Dunkelheit undurchdringlich und doch spiegelte sich in ihr das Haus hinter mir; so war es also eine Täuschung gewesen, die ich gesehen hatte?

„Was will ich in dem Haus?", fragte ich ihn.

„Die Antwort auf deine Fragen", gab er zurück und saugte weiterhin die Irrlichter in sich ein.

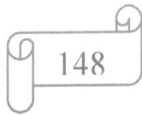

„Welche Fragen?"

„Diese Frage zum Beispiel", sagte er und verzog die Mundwinkel spöttisch nach unten, wie ich für einen Moment sehen konnte. Dann war wieder alles dunkel.

„Und Sie kennen den Weg?", fragte ich weiter.

„Ja", sagte er.

„Und Sie zeigen ihn mir?"

„Was bietest du?"

„Was habe ich denn?"

„Das Licht da will ich!", sagte er und zeigte auf den glimmenden Funken neben mir.

„Aber es ist ja schon fast fort", entgegnete ich und seltsamerweise stimmte mich das traurig.

„Es ist noch da", erwiderte die Gestalt.

Ich sah sie an und mit einem Mal wusste ich, woher das ungute Gefühl kam: direkt von ihr! Sie war es, die mein Unbehagen nährte. Also fort von ihr? Und doch musste ich bleiben, weil sie die Antwort kannte. Oder zumindest konnte ich sie durch sie erfahren. „Licht gegen Weg", drängte er.

„Ich weiß nicht", zögerte ich.

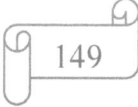

„Ich warte nicht länger, ich habe noch anderes zu tun", hetzte er plötzlich und trat einen Schritt zurück, dann noch einen. Es war wie ein Befreien meinerseits, als ob sich sein Bannkreis verschob. Mein Blick fiel auf das Licht: Es leuchtete kräftiger! Also doch: Die Gestalt war für alles verantwortlich! Ihr war nicht zu trauen!

„Du brauchst mir nicht zu trauen, aber du wirst merken, dass du ohne mich nicht weiterkommst!", sagte sie spöttisch. „Den Weg kennst du nicht."

„Ich weiß ihn nicht, das ist wahr", sagte ich. „Aber ich fühle ihn. Ich fühle in meinem Herzen, dass ich dorthin muss!" Ich zeigte durch ihn hindurch. Er schüttelte sich. „Dort ist nichts."

„Dann will ich es sehen – dieses Nichts."

„Du Narr!", rief er höhnisch. „Ich halte dich nicht!"

Er musste mir aus der Dunkelheit heraus einen Schlag versetzt haben, denn ich taumelte und stolperte dabei gegen eine Frau, die auf dem Boden gelegen und scheinbar geschlafen hatte. Sie stand auf und schaute mich an. „Ich danke dir", sagte sie mit leichter Stimme.

„Wofür?", brachte ich nur hervor und war eifrig bemüht, mein Gleichgewicht wieder zu finden und nicht zu fallen.

„Die finstere Gestalt hat mich überrascht und fast zu Tode erschrocken; ich fiel und – nun, jetzt bin ich wieder da. Dank dir."

„Nein, nein", wehrte ich ab. „Das hat mit mir gar nichts zu tun."

„Doch", beharrte sie, „wir können nun zusammen gehen."

„Sie wollen auch zum Haus?", rief ich überrascht.

Sie lächelte: „Aber ja! Zum Haus! Natürlich!"

Sie stand auf und ging von mir aus gesehen nach rechts, da hielt ich inne und schüttelte den Kopf: „Das ist die falsche Richtung. Wir müssen dort entlang."

„Durchs Moor?", sagte sie. „Nein, nein, das Haus scheint dort."

Ich wollte den Kopf wenden und schauen, vermochte es aber nicht, denn ein helles Licht blendete und zwang mich, den Blick gesenkt zu halten.

„Das ist die aufgehende Sonne", sagte sie, „ein gutes Zeichen. Dorthin wollen wir!"

Für einen Augenblick stand mir ein bestimmter Gedanke im Sinn: War die Sonne vorher mein Wegweiser gewesen? „Das dort kann niemals die Sonne sein!", sagte ich entschieden.

„Sie haben Recht", freute sie sich da über meine Aufmerksamkeit. „Das ist der Mond, der das Licht der Sonne spiegelt. Und das ist sogar umso besser, denn genau dahin wollen wir!"

„Richtung Mond?", zweifelte ich.

„Aber ja!", nickte sie und fasste meine Hand. „Kommen Sie, komm!"

Ich folgte ihr nicht, blieb auf der Stelle stehen.

„Was ist?", hielt sie erstaunt inne.

„Ich muss in die andere Richtung."

„Gut, dann gehen wir deinen Weg; ich bin überzeugt, dass er falsch ist. Du wirst es einsehen und dann können wir ja immer noch in die andere Richtung gehen. Wir haben dann halt nur Zeit verloren."

„Wie wahr", sagte ich. „Man müsste feststellen können, was richtig ist und dann entsprechend die Zeit sparen."

In diesem Augenblick kam uns aus der Richtung, in die ich gehen wollte, eine Person entgegen. Sie sah bleich und abgehetzt aus. Als sie uns erblickte, atmete sie tief durch und stützte sich auf uns: „Freunde", sagte der Mann, „Freunde, ich bin so glücklich, euch zu sehen. Dem Tode knapp entronnen nur!"

„Woher kommst du, du bist ja ganz erschöpft", sagte die Frau und half ihm, sich auf den Boden zu setzen.

„Von dem Haus dort drüben, von dem Haus", erwiderte er und ich nickte der Frau zu: War das Haus also doch dort!

„Ein großes Haus, ein gewaltiges Haus!", rief der Fremde.

„Und du warst darin?", erkundigte ich mich.

„Nur bis zur Hälfte", sagte der Mann. „Es ist schrecklich dort, müsst ihr wissen. Zuerst glaubt man, es sei
das Paradies. Aber dann offenbart es sein fürchterli-
ches Geheimnis: Man benötigt verschiedene Ausweise, um vorwärts zu kommen. Und man bezahlt –
jetzt haltet euch fest – diese Ausweise mit seinem
Blut! Aber nicht mit dem gewöhnlichen Blut, sondern
nur Herzblut wird akzeptiert!"

„Weiter!", drängte die Frau interessiert.

„Ich habe es getan, ja, ich habe es getan", gestand der
Mann, der jämmerlich ausschaute. „Immer weiter
vorwärts kam ich, immer weiter vorwärts. Und was
ich alles erlebte, oh, das wollt ihr niemals wissen in
eurem Leben!"

„Erzählt!", sagte die Frau interessiert.

Der Mann schien sichtlich erfreut, eine so aufmerk-
same Zuhörerin gefunden zu haben und fuhr genüss-
lich fort: „Es begann alles damit, dass ich eine Karte
von meinem Lehrer erhalten habe, jenes Haus zu suchen. Und er hatte diese Karte von seinem Lehrer erhalten. Und dieser hat das Haus gebaut, so heißt es

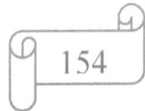

zumindest. Und mit der Kopie dieser Karte ging ich los und irgendwann sah ich jenen Stern, der ausschaute wie ein Haus." Hier machte er eine Pause. „Irgendwann, ich fasse das jetzt etwas zusammen, sah ich hier die Sonne aufgehen, ja, genau dort, wo wir jetzt sitzen, glaube ich zumindest. Und mächtig ging sie auf, aber ich hatte keine Angst. Ich wusste nur: Ich würde sterben, wenn ich dorthin liefe! Doch das würde ich auf mich nehmen, denn der Tod bedeutete mir nichts. Ich ging also darauf zu und –."

„Moment", unterbrach ich ihn da, „ihr seid also nach rechts gelaufen und nicht nach links?"

„Da hin!" Er zeigte mit einer Spur sichtlicher Verärgerung hinter die Frau.

„Aber", beharrte ich weiter, „wieso kamt ihr dann von da?" Ich zeigte nach links. „Ihr erwecktet den Eindruck, als wärt ihr von dem Haus gekommen, das wir alle suchen."

„Das bin ich ja auch!", sagte der Mann und ein gewisser Ärger war deutlich in seiner Stimme herauszuhören.

„Aber", sagte ich, „wenn ihr doch nach rechts gegangen seid und dann von links kommt und ferner behauptet, ihr –."

„Ich weiß selbst, was ich gesagt und behauptet habe", schnitt er mir scharf das Wort ab. „Ich *war* in dem Haus. Verstanden? Es ist alles so, wie ich sagte! Und wir brauchen keine Zweifler und Besserwisser erst recht nicht."

„Oh, keinen Streit bitte!", sagte die Frau und lächelte ihn an.

„Aber niemals!", lächelte der Mann zurück und warf mir einen missbilligenden Blick zu. „Ich mag es nur nicht, wenn man mich in meiner Erzählung unterbricht. Es ist doch alles offensichtlich, warum muss man da so nachhaken und immer wieder und wieder alles in Frage stellen? Es ist fast so, als vertraute man mir nicht, als glaubte man mir nicht." Er sah mich herausfordernd an.

„Ich glaube dir", sagte die Frau und ergriff seine Hand. „Wir vertrauen dir! Drum erzähle weiter, was geschah weiter?"

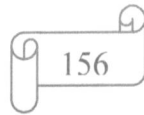

„Nichts!", antwortete der Mann. „Das ist für niemandes Ohren bestimmt. Ich muss schweigen. Nur Vereinzeltes darf ich sagen."

„Oh!", sagte die Frau entzückt.

„Der Preis für die Ausweise wird immer größer und größer. Zuletzt soll man sein Leben geben, aber da wusste ich: Das ist der falsche Weg. Und so kehrte ich um. Aber ich traf dann einen, der die letzte Türe doch erreicht hatte und er enthüllte mir das Geheimnis, aber Gnädigste, verzeihen Sie, bei aller Menschenliebe, dies darf ich nicht sagen!"

„Sie trafen also einen Toten?", fragte ich da unvermittelt und sofort fuhr der Andere steil in die Höhe: „Sie Unwürdiger!", schrie er mich an. „Sie Elender! Machen Sie, dass Sie fortkommen! Sie akzeptieren ja gar nichts, nichts! Wer sind Sie? Was wollen Sie?"

„Beruhige dich!", rief die Frau und strich ihm über den Kopf, worauf er augenblicklich wieder lächelte. „Was sagte der Mann zu dir?"

„Nichts", erwiderte der Mann. „Ich sage nichts davon. Nichts kommt über meine Lippen."

„Wirklich nichts?", entgegnete die Frau enttäuscht. „Na, ich hatte es mir fast schon gedacht."

„Ja und nun?", fragte der Mann. „Was machen wir nun?"

„Nichts", entgegnete die Frau. „Was soll man groß tun?"

„Ich gehe zum Haus", sagte ich.

„Zum", dem Mann blieb das Wort im Halse stecken. „Also das ist ja unerhört! Habe ich nicht eben deutlich …? Und euch habe ich vertraut! Geht, geht! Fort, hinfort! Lasst mich allein!"

Mir war es längst zu viel geworden, deshalb zögerte ich nicht länger und drehte mich um. Ich sah einen Schatten hinter mir huschen, die Frau holte mich mit wenigen Schritten ein.

Nach einer Zeitlang, einer langen Zeit, in der wir schweigend gelaufen waren, sagte sie: „Und du bist dir immer noch sicher, den richtigen Weg zu gehen? Kein Zweifel?"

„Ich sehe das Haus ja deutlich vor mir, wie könnte ich da zweifeln?"

Und richtig: Vor uns stand nun das Haus, zwar noch etwas entfernt, aber ich sah es jetzt wieder so, wie ich es zu Beginn gesehen hatte. Nein, vertrauter war es mir. Ich wusste, dass es dieses Haus war, dieses und kein anderes. Ja, ich erinnerte mich plötzlich wieder an alles.

„Was willst du in dem Haus eigentlich?", fragte sie und hielt inne.

„Ich will von diesem Haus berichten. Ich will sagen können, dass es existiert", erwiderte ich.

„Ach", winkte sie gelangweilt ab. „Das können andere auch, haben andere längst schon. Erinnerst du dich nicht an den Mann, den wir getroffen haben. Er hat doch selbst davon erzählt."

„Verstehen Sie denn nicht?", fragte ich erstaunt. „Er war doch gar nicht in jenem Haus dort!"

„Nicht?", fragte sie.

„Niemals!" Ich schüttelte heftig den Kopf. „Wenn er es einmal aus der Ferne gesehen haben mag, ist das schon viel."

„Eigentlich halte ich das ganze Gerede über dieses Haus für ziemlich unnütz", gestand sie mir in diesem Moment.

„Lassen Sie uns weitergehen, lassen Sie uns das Haus betreten!" Ich ging weiter, aber sie blieb zurück. „Ach nein", sagte sie und setzte sich, „gehen Sie nur, ich warte hier. Ich bin müde."

Unschlüssig, ob ich bei ihr bleiben sollte, schaute ich erst sie und dann das Haus in der Ferne an. Sicherlich: Der Weg war noch weit. Und ich hatte das Gefühl, er würde immer weiter, je länger ich lief.

„Ich könnte Sie auf den Rücken nehmen", sagte ich, worauf sie erfreut einging: „Sehr aufmerksam!"

Schon nach kurzer Zeit, merkte ich wie wenig gut diese Idee gewesen war, denn sie war so unerwartet schwer, dass meine Füße nur noch mühsam vorwärts kamen. Zu allem Überfluss fing sie auch noch an, mich zu drängen und klagte die ganze Zeit über, wie

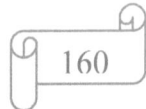

langweilig es doch sei und wann man endlich am Ziel wäre. Als wir an einem breiten Flusslauf vorbeikamen, fiel mein Blick zufällig auf die spiegelnde Oberfläche und ich erkannte dort eine alte Frau, die auf meinem Rücken feixte und allerlei Ballast während des Weges aufgesammelt hatte, unter anderem einen Sack voller Steine und einen alten Knüppel, den sie umher schwang. Mit einem Ruck schleuderte ich sie ins Wasser. Prustend und nach Luft schnappend tauchte die Alte auf und starrte mich entgeistert an: „Was hast du getan?"

Der Worte, so stellte ich auf einmal fest, waren lange genug gewechselt. Das Haus vor mir fest im Blick schritt ich weiter.

Raum für eigene Notizen & Gedanken

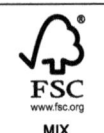

FSC
www.fsc.org
MIX
Papier aus ver-
antwortungsvollen
Quellen
Paper from
responsible sources
FSC® C105338